阅读成就思想……

Read to Achieve

阅想·东方明见心理咨询系列

东方明见心理
Oriental Insight Mental Health Institute

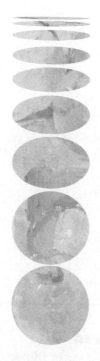

Deliberate
Practice in
Schema Therapy

图式疗法_的刻意练习

[美] 温迪·T.巴哈利（Wendy T. Behary）

[美] 琼·M.法雷尔（Joan M. Farrell）

[葡] 亚历山大·瓦斯（Alexandre Vaz）　◎著

[葡] 托尼·罗斯莫尼尔（Tony Rousmaniere）

胡新 ◎译　黄超 ◎审译

中国人民大学出版社
·北京·

图书在版编目（CIP）数据

图式疗法的刻意练习 ／（美）温迪·T. 巴哈利
(Wendy T. Behary) 等著；胡新译. -- 北京：中国人
民大学出版社，2025. 3. -- ISBN 978-7-300-33647-3

Ⅰ. R749.055

中国国家版本馆 CIP 数据核字第 2025C6U731 号

图式疗法的刻意练习

［美］温迪·T. 巴哈利（Wendy T. Behary）
［美］琼·M. 法雷尔（Joan M. Farrell）　　　　　著
［葡］亚历山大·瓦斯（Alexandre Vaz）
［葡］托尼·罗斯莫尼尔（Tony Rousmaniere）

胡　新　译

黄　超　审译

TUSHI LIAOFA DE KEYI LIANXI

出版发行	中国人民大学出版社		
社　　址	北京中关村大街 31 号	**邮政编码**	100080
电　　话	010-62511242（总编室）		010-62511770（质管部）
	010-82501766（邮购部）		010-62514148（门市部）
	010-62515195（发行公司）		010-62515275（盗版举报）
网　　址	http://www.crup.com.cn		
经　　销	新华书店		
印　　刷	天津中印联印务有限公司		
开　　本	890 mm×1240 mm　1/32	**版　次**	2025 年 3 月第 1 版
印　　张	8.875　插页 1	**印　次**	2025 年 3 月第 1 次印刷
字　　数	206 000	**定　价**	79.90 元

东方明见心理咨询系列图书编委会成员

（按照姓氏拼音顺序排名）

东方明见心理咨询系列图书总序

江光荣

华中师范大学二级教授

湖北东方明见心理健康研究所理事长

中国心理学会评定心理学家（第二批）

我国的心理健康服务正迎来一个大发展的时期。2016 年国家 22 部委联合发布的《关于加强心理健康服务的指导意见》规划了一个心理健康服务人人可及、全面覆盖的发展目标。大事业需要大队伍来做，而且还得是一支专业队伍。但目前我们面临的挑战是，这支队伍"人不够多，枪不够快"。推进以专业化为焦点的队伍建设是当前和今后一段时间我国心理健康服务事业发展的关键工程。

湖北东方明见心理健康研究所（以下简称东方明见）作为心理健康领域的一家专业机构，能够为推进心理咨询与治疗的专业化做点什么呢？我们想到了策划出版心理健康、心理服务领域的专业图书。2017 年 4 月在武汉召开"督导与伦理：心理咨询与治疗的专业化"学术会议期间，一批国内外专家就这个想法进行了简短的讨论，大家很快就达成了共识：组成一个编委会，聚焦于心理咨询与治疗的学术和实务领域，精选或主编一些对提升我国心理健康服务专业化水平有价值的著作，找一家有共同理想的出版机构把它们做出来。

之所以想策划图书，是觉得我们具有某种优势，能在我们熟悉的领域挑选出一些好书来。我们熟悉的领域自然就是心理学，尤其是心理咨询与治疗。我们的优势是什么呢？一是人，我们自己就是在心理学领域深耕多年的人，我们认识这个领域很多从事研究、教学以及实务工作的国内外专家学者，而且要认识新人也容易。二是懂，我们对这个领域中的学问和实务，对学问和实务中的问题，比一般出版人懂得多一些。有了这两点，我们就比较容易解决出书中的"供给侧"问题。至于"需求侧"，虽然我们懂的没有"供给侧"那么好，但也还算心中有数。尤其是我们编委会中的多位成员也是中国心理学会临床心理学注册工作委员会的成员，这些年他们跟政府主管部门、行业人士、高校师生以及社会大众多有互动，对中国心理学应用领域的需求、心理服务行业发展热点问题，对新一代心理学人的学习需求，都有一定的了解。

我们的想法是，不求多，也不追求印数，但专业上必须过关，内容求新求精，同时适合我国心理健康服务行业的发展阶段，以积年之功，慢慢积累出一定规模。

另外，还要感谢东方明见心理咨询系列图书编委会的诸君，我们是一群多年相交、相识、相爱的心理学人，我们大家对出版这个书系的想法一拍即合，都愿意来"冒失"一回。

感谢美国心理学会心理治疗发展学会（SAP，APA 第 29 分会）和国际华人心理与援助专业协会（ACHPPI），这两个东方明见的合作伙伴对这项出版计划给予了慷慨的支持，使我们有底气做这件相当有挑战性的事情。

感谢中国人民大学出版社阅想时代愿意和我们一道，为推进我国心理咨询与治疗事业贡献自己的力量。

推荐序

近年来，"刻意练习"这一概念在国际心理治疗领域中频繁出现，成为提升治疗师技能、优化临床效果的重要方法。不同的心理治疗流派（比如，认知行为疗法、接纳与承诺疗法、辩证行为疗法等），都出版了与刻意练习相关的书籍。我很荣幸能够参与到《图式疗法的刻意练习》这本书的翻译和审译工作中。

图式疗法是一个综合并升华了多种心理流派理论与技术的心理治疗方法。它对于核心情感需求的概念化以及与之相关联的干预手段，让它发展出了针对各种复杂人格结构的个案的个性化干预策略。我和本书译者胡新衷心希望，通过翻译本书为各位同行提供图式疗法技术层面的切实可行的参考指导，为各位同行对于图式疗法的学习与实践添砖加瓦。

我对"刻意练习"这一学习方法有很深的共鸣。它让我想起了在中国教育系统中广泛应用的机械学习（rote learning）方法。许多人将机械学习视为"死记硬背"并抨击了这种方法对学习者创造力的打击。我并不否认机械学习的局限性，但中澳跨文化的教育与从业经历让我更想全面地看待中外教学模式的差异与互补。中国的教育非常注重基础知识的积累，通过反复记忆与练习，学生可以打下坚实的学术基础。相比之下，澳大利亚的基础教育更注重批判性思维和解决问题的能力，鼓励学生独立思考和提出创新性见解。除了临床心理师的职业，我也在澳大利亚的高校担任教职工作，我的教学经验让我深切体会到许多学生由于缺乏扎实的基础知识，使得他们在面对复杂问题时，要么是绕一大圈子才找到解法，要么是严重依赖于电脑计算器以及目前炙手可热的人工智能的帮助。而现实是，在心理治疗这一行，治疗师目前并不能把电脑计算器和人工智能带到来访者面前使用。

机械学习在基础知识的积累和技能的掌握方面有着不可忽视的作用。比如，背诵九九乘法表、英文单词和唐诗，这些看似"机械化"的学习方式往往为后续的数学、英文和语文的学习和创作提供了不可或缺的原材料。机械学习的目的并非简单的记忆，而是为了熟能生巧。正如"熟读唐诗三百首，不会作诗也会吟"。同理，刻意练习与机械学习有着相似的基础作用，是通过有意识的练习，逐步将技能内化，以期治疗师最终能够在灵活多变的临床情境中自如应对。

刻意练习能够帮助治疗师释放工作记忆和信心，使治疗师能更快地进入治疗的工作状态。通过不断的练习，治疗师或许能够花较少的心力思考如何表述或应对特定情况，而将更多的脑力和精力集中在理解与共情来访者上面，以达到提升与来访者的情感联结和互动效果的目的。换句话说，刻意练习的表述和技术成了咨询师的"原材料"，这些原材料帮助咨询师在临床情境中高效、自然地工作。

然而，刻意练习和机械学习的局限性也不容忽视。如果操作不当，刻意练习就可能会演变为机械化的重复，甚至导致治疗师只专注于技术层面，无法在当下与来访者建立真正的情感联结。在这种情况下，练习不仅无益，反而还可能会增加焦虑感，使治疗效果大打折扣。因此，本书特别强调了刻意练习的灵活性，即基础知识技能的掌握只是手段，而不是照本宣科。刻意练习的最终目的是，帮助治疗师在实际临床情境中使用这些熟悉的技术去游刃有余地与来访者工作。

在这本书的翻译过程中，我和胡新很努力地追求中英文语境表述的准确性。对于专业术语（比如，图式和各种应对模式），我们采用直译，力求忠实图式疗法中各个术语名词的定义，以期中文读者能够准确理解图式治疗的理论框架。而在各项练习内容的翻译部分，由于本书中的各项小练习呈现出的是心理咨询中可能会发生的口语化对话，而且这些对话承载着微妙的情感表达和交流语境，因此我们选择了意译。意译的优势在于，能够更灵活地捕捉这些情感和语境的变化，而不拘泥于字面意思，确保中文读者在理解时能够感受到与中文来访者工作时的语言氛围；还能帮助治疗师迅速找到适合中文语境的表达方式，更有效地融入实践。

最后，我得好好感谢胡新的信任与支持。在我与胡新的合作翻译过程中，常常折服于他的中文表达能力与对复杂心理案例的深度理解。我很高兴能够找到志同道合的同行，一起探讨中外心理学的发展及文化现象的异同。我们在这些讨论中都拓宽了视野，这也为日后图式治疗在中文世界的推广工作积累了新的思路。我们衷心地希望通过翻译本书，能够将图式疗法的心理治疗技术用因地制宜的翻译方法传播到中文世界，为各位同行的工作提供新的"原材料"。

2024 年 9 月 25 日
于澳大利亚布里斯班

系列前言

托尼·罗斯莫尼尔
亚历山大·瓦斯

我们很高兴向大家介绍"刻意练习精要系列丛书"。我们正在开发的这个系列，是想要满足我们在很多心理咨询训练中看到的一个特定需求。让我们举例说明这个需要到底是什么。

假设，有一名在学习上很刻苦的研究生二年级学生玛丽，她学了很多关于心理健康的理论、研究资料以及心理治疗的技术，研读了数十本教科书，撰写了与心理治疗相关的优秀论文，并在考试中获得了几乎满分的成绩。然而，当玛丽在实习机构与来访者坐在一起的时候，她没有办法使用那些曾被她写得清楚、说得明白的治疗技能。而且她还发现，当她的来访者有强烈的反应时，比如高度情绪化、绝望、对治疗持有疑虑，玛丽会变得焦虑。有些时候这种焦虑会强烈到让玛丽在关键时刻僵住，限制了她帮助来访者的能力。

在每周的个体督导和团体督导中，玛丽的督导师基于实证支持的疗法和共同要素的方法为她提供工作建议。除了建议之外，督导师还经常带着玛丽做角色扮演，推荐额外的阅读材料，或拿她自己与来访者的工作做例子。玛丽也非常专注、努力，她给督导师看她的会谈录像，对挑战保持开放的态度，仔细地记下督导师的建议，并阅读了督导师推荐的材料。然而，当玛丽再一次跟来访者一起坐下来时，她经常发现自己新学的知识似乎从脑海中消失了，她无法按督导师的建议行动。玛丽发现，在面对高度情绪唤起的来访者时，这个问题尤其严重。

玛丽的督导师接受过正规的督导师训练，使用了最佳的督导实践，也回看了受督导者的咨询录像。他认为，玛丽的整体胜任力水平符合对她这个专业技能水平的受训者的期待。尽管玛丽的整体进步是正向的，但她在工作中也确实遇到了一些反复出现的问题。即使督导师确信他自己和玛丽已经识别出了玛丽应该在工作中做出的改变，但是反复出现的问题依旧存在。

事实上，这个情况的核心问题在于玛丽"对心理治疗的理解"与"能够稳妥地做心理治疗的能力"脱节了。玛丽和她的督导师正在努力解决这个问题，这也是本系列丛书重点想解决的地方。我们开发本系列丛书，是因为大多数治疗师在某种程度上存在这种脱节，无论是初学者还是经验丰富的临床工作者。事实上，我们每个人都是玛丽。

为了解决这个问题，我们将本系列丛书的重点放在刻意练习上。这是一种专门为提高在具有挑战性的工作环境中的复杂技能的训练方法（Rousmaniere，2016，2019；Rousmaniere et al.，2017）。刻意练习需要对特定技能进行体验性的、重复的训练，直到技能形成肌肉记忆。在心理治疗的刻意练习中，两名受训者轮番扮演来访者和治疗师，并接受督导师的指导。扮演治疗师的受训者对来访者的陈述做出回应，其中，来访者陈述的难度从初阶到中阶再到高阶，而治疗师的即兴回应反映了其基本的治疗技能。

为了编撰这些书，我们找到一系列主流治疗模型的著名训练者和研究者，提出了如下简单的要求：总结出你的治疗模型的 10~12 项基本技能，使用这些技能时，受训者时常面临认知层面的知识与执行能力之间的脱节。换句话说，受训者能够就这些技能写一篇不错的论文，但往往在执行时面临挑战，尤其是面对有挑战性的来访者时。然后，我们与作者合作，设计了专门的刻意练习活动，用于提高这些技能的表现，使整个治疗的回应变得更恰当（Hatcher，2015；Stiles et al.，1998；Stiles & Horvath，2017）。最后，我们在全球多个机构与学员和训练者一起对这些练习项目进行了严格的测试，并根据大量的反馈加以改进。

　　本系列的每本书都侧重于特定的治疗模型，但读者会注意到，这些书中的大多数练习涉及研究者发现的对来访者效果影响最大的共同要素变量和促进性人际技能，比如共情、语言流畅性、情绪表达、说服力和问题聚焦（e.g.，Anderson et al.，2009；Norcross et al.，2019）。因此，每本书中的练习应该能帮助多种类型的来访者。尽管治疗师会使用特定的理论模型，但大多数治疗师非常强调治疗关系一类的泛理论元素。其中许多元素具有强有力的实证支持，比如，这些元素与来访者改善的相关关系、来访者改善的机制（e.g.，Norcross et al.，2019）等。我们还注意到，各治疗模型都已经设计出了实操经验丰富的培训项目，因此我们提出的刻意练习并不是要取代之前的培训项目，而是一种适应性强、跨理论的培训方法，可以整合到现有的培训项目中，以提升技能的保有时间，并确保基本的胜任力。

关于本书

　　本书的重点是图式疗法（schema therapy，ST），这是一种从杰夫里·扬（Jeffrey Young）及其同事的工作模型演变而来的方法，它专注于更有效地治疗患有人格障碍的来访者和那些对传统认知行为疗法无效或出现复发情况的具有慢性症状的来访者（Arntz，1994；Behary，2008，2021；Farrell et al.，2014；Farrell & Shaw，1994，2012；Young，1990；Young et al.，2003）。扬的理论概念框架最初用于个体治疗（Young，1990；Young et al.，2003），后来得到进一步发展，也适用于伴侣、团体及儿童青少年。图式疗法是一种全面、清晰且实用性强的理论模型——它有针对性地选择和整合了其他心理治疗学派的策略，比如，认知行为疗法、格式塔疗法和情绪聚焦疗法、眼动脱敏与再加工疗法、正念疗法、人际神经生物学，以及躯体感觉干预。

　　本书的目标是让刻意练习成为一种锦上添花的存在，旨在强化图式疗法的训练。在理想的情况下，刻意练习可以帮助受训者和治疗师将图式疗法的基本技术整合到他们的全套技能中，使他们能够根据来访者的情况自动运用这些技术。本书所列出的都是些基本技术，其意图不在于包罗万象，而刻意练习也不是获得图式治疗能力的唯一训练形式。读者可将其视为对其他训练和督导方法的重要新补充。

　　感谢你选择了我们帮你提高心理治疗专业技能。现在，让我们开始练习吧！

目　录

第三部分　刻意练习的提升策略

第 17 章　如何充分利用刻意练习：给训练者和受训者的附加指导　*203*

概览与说明

在第一部分中，我们会简要地介绍刻意练习，包括如何将其整合到图式疗法的临床培训中；在第二部分中，我们将对如何运用这些刻意练习进行说明。**我们鼓励训练者和受训者在第一次进行刻意练习之前先阅读完第 1 章和第 2 章。**

第 1 章是本书的基础，介绍了与刻意练习相关的重要概念及其在更广泛的心理治疗培训和更细化的图式疗法培训中的作用。我们还将介绍刻意练习中包含的 12 项技术。

第 2 章将罗列出最基本、最核心的练习指导，它会在第二部分的图式疗法的刻意练习中使用。它们的设计既简单又上手快，为你提供了足够的信息而又不会被太多的内容淹没。第三部分的第 17 章提供了更加深入的指导，我们建议你在熟悉了第 2 章的基本说明后阅读。

第 1 章

刻意练习和图式疗法的介绍与概述

　　我（温迪·T.巴哈利）接触图式疗法始于该模型的早期开发阶段，我有幸与杰夫里·扬和其他同事一起学习和工作。我们对理论、概念化、治疗方案和应用展开了讨论、实验和过程关注。通过刻意练习，加上有针对性的微技巧的学习，会对训练出有胜任力的图式疗法从业者起到画龙点睛的作用。在这本书中，我们想要填补治疗师在程序化训练中的这一常见空白。刻意练习注重将复杂的干预策略分解为若干个小部分，这为临床医师提供了在具体问题背景下仔细练习技术的机会。重复练习，是在其他许多领域发展专业知识和灵活性的先决条件，但这在心理治疗的训练中经常被忽略。在学习打网球时，你必须集中注意力来体验过程中的每一个部分——姿势、握力、立足点、时机、眼神交流和跟进动作，然后就是练习、练习、练习。最终，你与手中的球拍和你在球场上的位置之间形成了关联。在很大程度上，我们认为正念和刻意的技术练习是培养合格的图式治疗师不可或缺的要素。

刻意练习与图式疗法的介绍和概述

　　本书的重点是第二部分中的 14 个练习活动，它们都经过了由图式训练者和受训者组成的国际社群的充分测试。前 12 个练习活动分别代表了一项图式疗法的基本技术。最后两个练习活动是综合练习，包括一个带注释的治疗会谈逐字稿和即兴的模拟治疗会谈。这两个练习旨在让受训者有机会将所有技术整合到更广泛的临床场景中。表 1–1 列出了这 12 项基本技术。

表 1–1   刻意练习活动中呈现的 12 项图式疗法技术

初阶技术	中阶技术	高阶技术
1.① 理解与同频 2. 支持与增强健康成人模式 3. 图式教育：开始用图式疗法的术语来理解当前的问题 4. 连接② 未满足的需求、图式和呈现的问题	5. 适应不良图式模式的心理教育 6. 觉察适应不良应对模式的切换 7. 识别出苛求 / 惩罚的内在批评者模式 8. 识别出愤怒和脆弱儿童模式	9. 对愤怒和脆弱儿童模式进行有限再抚育 10. 对苛求 / 惩罚的内在批评者模式进行有限再抚育 11. 对适应不良应对模式进行有限再抚育：共情面质 12. 通过家庭作业打破行为模式

在整个练习过程中，受训者在督导师的指导下结对练习，轮流扮演来访者和治疗师。这 12 个练习均由多个来访者的陈述组成，这些陈述按难度对这些陈述（初阶、中阶和高阶）分组，回应任何一个陈述都需要特定的图式疗法技术。受训者需要通读并理解对每项技术的描述、技术标准以及技术范例。然后，扮演来访者的受训者需要读出

---

① 数字代表在本书中的技术序号。——译者注

② 在图式疗法中，连接（link / linking）指的是不同要素之间的相关性，像搭桥梁一样把不同的要素（比如，需求、图式、情绪、现实困境，等等）连通起来，概念化某个问题。注意与"联结"（connection）的区别。——译者注

这些陈述，扮演治疗师的受训者则需要做出回应，以恰当的方式展示有关技术。后者既可以直接使用书中提供的示范回应，也可以即兴给出自己的回应。

在每一对陈述和回应练习过几次后，督导师会给受训者一些反馈。在督导师的指导下，受训者逐个练习从初阶到高阶所有的陈述与回应。随后，这个三人组（督导师－来访者－治疗师）会讨论刚才的练习是不是太难或太简单，并根据评估结果进行难度调整。

受训者通过与督导师协商，可以决定他们希望学习哪些技术以及学习多长时间。根据测试的经验，我们发现每次练习应该控制在1~1.25 小时内，这样受训者才能获得最大收益。一旦超出这个范围，受训者就会处于满负荷的状态而需要休息一下。

理想情况下，图式受训者能够通过这些练习获得信心和足够的胜任力。"胜任力"在这里的定义是，以灵活和回应恰当的方式使用图式疗法技术，并对来访者做出积极回应的能力。本书中选择的技术都是图式疗法的必要技术，也是实践者经常感觉难以应用的技术。

本书列出的技术并不算全面，无法涵盖成为一名有胜任力的图式治疗师所需学习的全部内容，且其中一些技术还会给受训者带来特定的挑战。

本书目标

本书的主要目标是帮助受训者获得使用图式疗法核心技术的胜任力。而拥有技术或胜任力的表现，在不同来访者之间甚至是同一来访者的同一次会谈中，看起来都可能有所不同。

图式疗法的刻意练习活动旨在实现以下目标。

- 帮助图式治疗师发展在一系列不同的临床情境中应用图式疗法技术的能力。
- 把技术变成程序性记忆（Squire，2004），以便治疗师即使在疲倦、有压力、不知所措或气馁的情况下也能使用它们。
- 让受训的图式治疗师有机会把他们自己的语言风格通过练习融入特定的技术。
- 让受训者有机会用图式疗法技术来回应不同的来访者的陈述和情感，这能帮助受训者建立与多种来访者在多种情境中工作时使用技术的信心。
- 为受训的图式治疗师提供试错的机会，并根据反馈纠正他们失败的回应。这有助于建立治疗师的信心和韧性。

最后，这本书旨在帮助受训者找到适合自己的学习方式，这样，在正式训练结束后，他们仍能继续发展自己的专业。

哪些人可以从本书中受益

本书可用于多种情境，包括研究生水平的课程、督导、研究生培训、国际图式治疗学会的认证培训，以及继续教育项目。本书假设：

- 训练者具备图式疗法的知识和胜任力；
- 训练者能够通过角色扮演，很好地演示在一系列治疗情境中如何使用图式疗法的技术，或者训练者能够获得图式疗法的示范录像；
- 训练者能够给受训者提供关于如何打磨和改进技术应用的

反馈；

- 受训者需要进行额外的阅读，如解释图式疗法的理论、研究和基本原理，以及每项特定的技术。

本书涵盖的练习在北美洲、欧洲、亚洲和大洋洲的 19 个培训机构进行过测试。本书可以让来自世界各地不同文化背景的训练者和受训者顺利使用。

无论是初学者（即尚未见过真正的来访者的受训者）还是经验丰富的治疗师，本书适合处在各发展阶段的受训者学习。所有的练习都提供了评估和调整难度的指导，以精确地满足每位受训者个性化的需求。"受训者"一词会在本书中反复出现，它指的是任何在专业心理健康领域努力掌握图式疗法技术的人。

心理治疗训练中的刻意练习

一个人如何成为其所在专业领域的专家？由于先天或不可控的因素，什么是可训练的，什么是我们无法企及的？这些问题深深地吸引着我们，让我们对各个领域的顶级专家和他们的成长过程异常着迷。我们对莫扎特、达芬奇等人，或者离我们更近的篮球传奇人物迈克尔·乔丹和国际象棋大师加里·卡斯帕罗夫（Garry Kasparov）这样的天才充满了敬畏、钦佩以及困惑。是什么让他们在专业上始终如一地卓越？有证据表明，花在特定类型训练上的时间长度几乎是在所有领域获得专业级技能的关键因素（Ericsson & Pool，2016）。"刻意练习"是一种可靠且有效提高专业表现的循证方法。

"刻意练习"的概念起源于 K. 安德斯·艾利克森（K.Anders Ericsson）及其同事（1993）的一项经典研究。他们发现，练习一项技能的时间长度和练习质量是预测习得和掌握程度的关键因素。他们归纳出了五个学习和掌握技能的关键活动：

- 观察自己的工作；
- 获得专家的反馈；
- 设定刚刚好超出其能力的小增量目标；
- 进行特定技能的重复行为演练；
- 持续评估其表现。

艾利克森和他的同事将这一过程称为刻意练习。这是一个循环过程（如图 1-1 所示）。

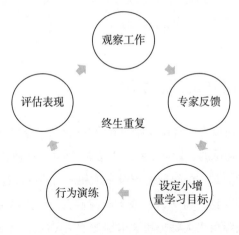

图 1-1　刻意练习的循环

资料来源：From Deliberate Practice in Emotion-Focused Therapy（p.7），by R. N. Goldman, A. Vaz, and T. Rousmaniere, 2021, American Psychological Association （https://doi.org/10.1037/0000227-000）. Copyright 2021 by the American Psychological Association.

研究表明，刻意练习的时长与获得各领域的专业技能呈正相关，比如在医学、体育、音乐、国际象棋、编程和数学等领域（Ericsson et al.，2018）。人们可能会将刻意练习与马尔科姆·格拉德威尔（Malcolm Gladwell）在他2008年出版的著作《异类》（*Outliers*）中广为人知的"10 000小时法则"联系起来，尽管专业技能所需的实际小时数会因领域和个人情况而异（Ericsson & Pool，2016）。然而，这其中有两个误解。第一个误解是，在不同的领域，获得专业级技能所需要的小时数是相同的。而事实上，不同领域需要的练习时长有很大区别；第二个误解是，投入10 000小时的工作就会让人成为一个领域的专家。这个误解在心理治疗领域尤甚。因为在心理治疗领域，人们经常将治疗师与来访者的工作的总时长作为衡量治疗师水平的指标（Rousmaniere，2016）。研究表明，经验的多少本身并不能单独预测治疗师的治疗效果（Goldberg，Babins-Wagner et al.，2016；Goldberg，Rousmaniere et al.，2016），很可能刻意练习的质量才是关键因素。

最近，心理治疗领域的学者在意识到刻意练习在其他领域的价值之后，正在呼吁把刻意练习加入心理健康专业人员的训练中（e.g.，Bailey & Ogles，2019；Hill et al.，2020；Rousmaniere et al.，2017；Taylor & Neimeyer，2017；Tracey et al.，2015）。但是，关于是否能将心理治疗与运动、音乐等专业领域相提并论，存在一些合理的质疑。因为心理治疗是一种异常复杂和自由的工作形态。运动有定义清晰的目标，古典音乐有乐谱；相反，心理治疗的目标会随着每位来访者在每次会谈的独特呈现而变化，心理治疗师没有"乐谱"可循。

其实，好的心理治疗更像爵士乐的即兴演奏（Noa Kageyama, as cited in Rousmaniere，2016）。在爵士乐的即兴演奏中，乐队成员会构建结合了团队合作、创造力和互动的奇妙组合。和心理治疗一样，没有任何两段即兴爵士乐表演是完全相同的。然而，即兴并不意味着音符的随机组合。事实上，即兴演奏根植于对乐理的充分理解和精熟的技术，而要获得这些，没有持续的刻意练习是不行的。例如，1990年，著名的爵士乐教师杰瑞·科克尔（Jerry Coker）就列出了学生必须掌握的 18 个技能领域，每一个领域都包含多个不同技能，比如音质、音程、和弦琶音、音阶、音型和节拍等。在这个意义上，创造性和艺术性的表现其实反映了演奏者之前重复的技能训练与技能习得。正如传奇的爵士音乐家迈尔斯·戴维斯（Miles Davis）所言："你演奏得足够久，才能够演奏得像你自己。"（Cook，2005）

我们这里想要强调的要点是，我们希望帮助图式治疗师通过练习成为他们自己。关键是需要确保学会这些技能，保证在你需要的时候就真的能用得出来。把这些技能练成你自己的，把那些适合你的部分结合起来。持续、努力和有意识的刻意练习不会牺牲灵活性和创造性。理想情况下，刻意练习会增强灵活性和创造性。我们能够意识到，心理治疗是一种在变化中不断相遇的过程，这也是心理治疗值得赞美的一点，我们也绝不愿意让心理治疗变成一种程序化的存在。高水平的图式治疗师能够把先前学到的技能精妙地整合起来，同时还能够保持协调的灵活性。本书提供的图式治疗中的回应是一种模板或者可能性，而非"答案"。无论是解读还是应用这些技术，都需要你试着把这些练习用一种有意义的方式组合起来。我们鼓励灵活的即兴反应！

基于模拟的掌握式学习

刻意练习会使用基于模拟的掌握式学习（Ericsson，2004；McGaghie et al.，2014）。也就是说，训练的刺激材料由"模仿了在专业互动中出现的问题、事件或状况等人为编制的社交情境"组成（McGaghie et al.，2014，p. 375）。这种方法的一个关键点是，训练中使用的刺激与真实世界的体验足够相似，这样它们会引起相似的反应。这能促进状态依存[①]的学习，而专业人员的学习也要通过状态依存的学习，即在与使用技术相同的心理环境中练习，才能真正获得技术（Fisher & Craik，1977；Smith，1979）。例如，飞行员在呈现机械故障和危险天气条件的飞行模拟器中进行训练；外科医生在呈现并发症的外科手术模拟器中进行练习。在包含挑战性刺激的模拟中进行训练，可提升专业人员在压力之下有效执行的能力。对本书中的心理治疗训练活动来说，"模拟器"就是典型的来访者陈述，这些陈述是很可能在实际的会谈过程中出现的，需要使用特定的技术。

陈述性知识与程序性知识

陈述性知识指的是一个人可以理解、书写或者讲述的知识，一般是事实性信息，人们能够有意识地通过搜寻记忆而回忆出来，并且学得也很快。与此不同，程序性学习则会被隐含在记忆中，人们"通常需要重复一项活动来学习，学习效果需要通过任务表现的提高来证明"（Koziol & Budding，2012，p.2694）。程序性知识指的是一个人的实际表现，尤其是在压力之下的表现（Squire，2004）。一个人的陈述性知识和程序性知识之间可能存在巨大的差异。例如，"场外四分卫"[②]就是指能够很好地理解和谈论运动员的表现，而自己却无法

---

① 状态依存的学习是指，回忆时的生理或心理状态与学习时的生理或心理状态越相似，回忆效果或表现越好。——译者注
② 四分卫是美式橄榄球的一个战术位置，"场外四分卫"这个表述带有贬义，含义类似于"纸上谈兵"。——译者注

以专业水准来表现的人。同样地，多数舞蹈、音乐和戏剧的评论家非常擅长写相关评论，但是一旦让他们来跳舞、演奏或表演，他们就会惊慌失措。

当陈述性知识和程序性知识之间出现裂痕的时候就是刻意练习应用的最佳时机。换言之，有些技术对于受训者而言，他们虽然能够就这些技术写出一篇很好的论文，但却难以在真实的来访者面前运用自如。因此，他们需要对这些技术进行反复练习。我们都是从陈述性知识开始，然后在理论层面学习技术，观察别人使用这项技术。一旦学会了这些陈述性知识，通过刻意练习，我们就可以开始学习程序性知识，治疗师需要争取能够"自动化"地使用这些技术。

接下来，让我们从图式疗法的理论背景讲起，这样能够帮助我们在一个大背景下理解这本书中介绍的技术，以及这些技术如何才能适配到一个广泛的训练模式中。

图式疗法概述

受发展心理学理论以及人们在依恋（Cassidy & Shaver，1999）和人际神经生物学（Siegel，1999）方面研究的影响，图式疗法与它们兼容并蓄，其独特之处在于它将情绪体验、认知调整和打破行为模式的干预策略进行了策略性整合，而不是一般的折中思路。图式疗法整合的做法可能解释了在个人和团体治疗结果研究中所发现的显著效果（e.g., Farrell et al., 2009；Giesen-Bloo et al., 2006）。这些研究均呈现出了症状减轻、整体功能改善，以及人格方面重要且可持续性变化的结果。

核心概念

图式疗法认为，成年人生活中的困境可能与其在童年时期未能得到满足的核心情感需求有关。这些基本需求被认为包含了以下几个方面：

- 与他人的安全依恋／联结（包括情感、共情、安全、稳定、滋养和接纳）；
- 为自主性、能力和认同感提供支持；
- 自由和自信，能够表达合理的需求、想法、观点和情绪；
- 自发性和游戏；
- 现实界限和自我控制。

早期适应不良图式（early maladaptive schema，EMS）——包括坚信不疑的、根深蒂固的、适应不良的"真相"（关于我们自身、世界，以及我们与他人关系的信念）——可能会对这些未得到满足的需求做出反应，同时还带有强烈的情绪、僵化的信念和身体感觉，以及当被类似于早年的生活经历的条件触发时，为了阻断因 EMS 激活而带来的无法忍受的痛苦所做出的冲动反应。

心理障碍可以通过图式和模式的运作来描述和理解。模式的概念为来访者和临床医生提供了一种通俗易懂的语言来识别这些自我挫败的行为模式。比如，攻击性、敌意、控制、支配、寻求称赞、寻求刺激、物质滥用、过度顺从、依赖、过度自立、强迫、压抑、社交孤立和情绪回避，以及内化的苛求、批评和惩罚的模式，这些都可以用模式语言理解为对图式激活的自我挫败的反应或内化的自我批评、自我苛求或自我惩罚的信息。患有严重人格障碍的来访者会更频繁地切换模式，因为他们对环境、人际关系和个人内在的触发因素更敏感，导致其行为出现突然的变化和过度强烈的反应。此外，模式也可以作为默认的存在方式保持僵化的状态，就像许多回避型来访者的情况那样。

EMS 被认为是未满足的核心童年需求、与生俱来的气质和其他早年的环境体验（先天和后天）相互作用的结果。它们成为人们在特定和熟悉的条件下与世界连接的内隐驱动方式，也就是一张生命蓝图和对世界如何运转的感觉。扬列出了 18 个 EMS（参见本书附录 C），它们是基于对儿童基本需求的假设（Young et al., 2003）。在图式疗法中，EMS 的定义比认知行为疗法的定义更广泛，因为它包括了记忆、身体感觉、情绪和认知。这些图式是在人的童年和青春期形成的，并在成年后得到发展。EMS 之所以被保留，是因为它们过滤了内部和外部的新体验，并扭曲了它们的含义用来强化 EMS 的感觉。EMS 做出的反应在早年的生活中很可能是适应性的（例如，应对模式就是战、逃、僵等生存反应的不同版本），但到了成年，它们就变得不适应了，阻碍了人们的需求得到满足。EMS 成为人们心甘情愿接受却不健康的核心信念和规则。EMS 虽然平时处于休眠状态，但只要被内部线索（内隐记忆和感觉系统）或外部线索（比如，与他人的互动、某些画面、声音、气味）激活，就很容易被人们触碰。

"图式模式"这一概念也由扬等人（2003）进行了定义，提出它是"一个人当前所经历的情绪、认知、行为和神经生物学状态"（p.43）。它可以被视为当 EMS 被激活时所触发的自己的一部分。扬等人一共描述了四种模式，分别是：健康成人模式、苛求 / 惩罚的内在批评者模式、适应不良应对模式，以及内在儿童模式（参见附录 C）。

用"模式"语言理解图式疗法的目标

本书介绍了图式疗法的 12 项核心技术。重点是要考虑这些技术在实现图式治疗目标方面的相关性。主要目标是建立和增强健康成人模式，使人能够拥有情绪健康和幸福的生活。增强健康成人模式意味着当功能失调的模式被触发时，个体将有更多机会让自己获得正念和共情的意识，做出既体贴又周到的决定，以及具备适应性的技术。在图式治疗的早期阶段，这些是治疗师的目标，会被视为有限再抚育的一部分。在自主阶段，这些会成为来访者建立健康成人模式的目标。

- 照顾脆弱儿童模式。这是健康成人模式中内化"好父母"部分的功能。
- 培养对适应不良应对模式的觉察，以便能够选择更有效的应对方式，达到既满足当前的需求又不会带来负面结果的效果。
- 理解愤怒或冲动 / 任性儿童模式的反应，将其转化为自信而有效的方式来满足需求。
- 减少苛求 / 惩罚的内在批评者模式的威力和控制力，找到积极激励自己的方法，把犯错看作学习过程中的一部分，并为之承担责任。这包括了设定合理的期待值和标准。
- 能够唤起快乐儿童模式，能够拥抱快乐和玩耍的机会。
- 能有机会获得健康成人模式的能力。

图式疗法的几个工作阶段

图式疗法的工作过程通常分为三个阶段：建立连接和情绪调节阶段、模式改变阶段，以及自主阶段（Young et al., 2003）。这些阶段的顺

序会有所不同，需要根据个体来访者和治疗师的情况而定。表 1–2 列出
了图式疗法的各个阶段、图式疗法干预的四大组成部分（将在下一小
节中描述），以及图式疗法刻意练习的技术（详见表 1–1）之间的关系。

表 1–2　　　　　与图式疗法各阶段相关的 12 项技术

图式疗法组成部分	刻意练习技术
建立连接和情绪调节阶段	
有限再抚育	1.① 理解与同频 3. 图式教育：开始用图式疗法的术语来理解当前的问题 4. 连接未满足的需求、图式和呈现的问题
模式改变阶段	
模式觉察	5. 适应不良图式模式的心理教育 6. 觉察适应不良应对模式的切换 7. 识别出苛求 / 惩罚的内在批评者模式 8. 识别出愤怒和脆弱儿童模式
有限再抚育、模式治疗	9. 对愤怒和脆弱儿童模式进行有限再抚育 10. 对苛求 / 惩罚的内在批评者模式进行有限再抚育 11. 对适应不良应对模式进行有限再抚育：共情面质
自主阶段	
模式管理	2. 支持与增强健康成人模式 12. 通过家庭作业打破行为模式

注：灰色的行代表图式疗法的三个阶段。每个阶段包含了图式疗法四大组成部分（有限再抚育、模式觉察、模式治疗和模式管理）中的一个或多个。

① 数字代表在本书中的技术序号。——译者注

图式疗法干预策略的四大组成部分

有限再抚育

有限再抚育（limited reparenting，LRP）既是治疗师的角色，又是一种治疗干预策略，它是图式疗法改变过程中不可或缺的一部分。它提供了矫正性情感体验，这是治疗 EMS 的关键，也是来访者体验需求得到满足的基础。这一基础能够形成更积极、更具适应性的核心信念。为了帮来访者减少使用适应不良的应对行为，治疗师会在 LRP 中示范如何积极地选择健康和适应良好的行为。LRP 通过提供"好父母"的回应和表达来削弱苛求 / 惩罚的内在批评者模式的力量。总而言之，图式治疗师会在治疗伦理的限制框架内满足来访者的需求，就像"好父母"会做的那样。在 LRP 的角色中，图式治疗师会为脆弱儿童模式提供安全、理解和抚慰；倾听并承认愤怒儿童模式的需求；面质冲动或任性儿童模式并为其设置健康的限制。处于脆弱儿童模式的来访者，需要一位好父母般的治疗师用父母与孤独、恐惧、悲伤等年幼的孩子交谈时的措辞和语气与其对话。图式治疗师要成为脆弱儿童模式的来访者的坚定维护者；识别和面质适应不良应对模式或内在批评者模式，共情其被掩盖在该模式背后的感受和需求，同时质疑这些适应不良应对模式所采取的行为是否带来了预期的结果。患有人格障碍或复杂创伤的来访者需要在治疗的早期阶段进行积极的再抚育工作，因为他们经常处于儿童模式，并且都存在着一个未充分发展的健康成人模式。

随着来访者健康模式的发展，治疗师的角色也会发生转变，成为对内在青少年进行健康再抚育的主体，或为成长中的成人模式提供健康的示范。在治疗的后期阶段，来访者仍然需要与治疗师建立联结，但他们可以通过将内化的经验转化为进一步发展和强化的健康成人，自己进行大部分的"再抚育"工作（Younan et al., 2018）。图式治疗师很重视对策略的分辨，包括策略语言的使用、策略的复杂程度，以及策略应用的时机和节奏，这些都必须考虑到。除此之外，还需要考虑到来访者的发展能力、共病挑战，以及任何有关的风险问题。

有限和适应良好的再抚育始于充分的评估和图式概念化，这为治疗目标和治疗策略提供了信息。治疗师要准备好与来访者建立一段积极、支持和真实的关系，一种提供了安全联结却没有治疗术语和等级姿态的人与人的真诚。来访者被允许表达脆弱——情绪和需求。治疗关系虽有界限，但可满足关键的需求——通过示范、镜映，以及重新想象自我体验安全依恋的方式来填补空缺。理想情况下，这通常是来访者第一次感到自己有用、有价值。在初始阶段，治疗师会经常强调自己对来访者在许多方面的肯定，包括价值、安全感、稳定性、安全性、接受度、共情、支持、维护和身份认同。这种治疗关系可以支持来访者学习如何有效地满足自己的需求、提高社交技能，并在能够保持健康联结的同时获得自主感。图式治疗在专业框架内满足需求的方法与大多数其他治疗模型截然不同，后者通常假定来访者存在着比目前更健康的成人模式和技术，并过早地将重点放在让来访者满足自己的需求上，而来访者可能从未体验过这些需求得到满足的经历。本书中的练习 1、2、3、4、9、10 和 11 都包含了有限再抚育的各个方面。

模式觉察

在治疗过程中，模式觉察通常是模式改变阶段的第一步。这些干预策略主要是认知干预。模式觉察工作要教会来访者关注模式何时被触发，识别被激活的底层图式以及当前的需求（关于图式模式的体验和潜在的、未满足的需求之间关系的更多具体内容，参见附录 C）。

当模式出现时，来访者就能够识别他们的想法、感受、身体感觉和记忆。他们将学会把他们当前的反应与儿时的经历联系起来，EMS 和模式就是在这些经历的基础上形成的。当来访者将他们当前的情况与童年记忆联系起来时，他们就能更好地理解自己的图式和模式的根源了（Farrell et al., 2014）。模式觉察对于来访者做出刻意选择来说是必要的，也就是说，是选择让一种模式继续下去，还是选择与自己的健康成人模式和有关技术建立联结。练习 6、7 和 8 侧重于图式疗法的情绪觉察部分。

模式管理

模式管理技术是指使用模式觉察来选择更有效的反应。模式觉察是模式改变的必要条件，但这还不够。来访者和治疗师需要评估适应不良模式的反应是否能满足他们当前的需求，或采取不同的行动是否会更有效。在模式管理工作中，需要制定和执行一种能够更有效地满足需求的替代性解决方案。图式治疗的模式管理包含了认知、行为和体验技术这几个部分。治疗师要识别并挑战阻碍来访者改变的困难之处，比如，维持适应不良模式的行为、认知歪曲或信念。模式管理计划是将图式治疗中打破行为模式的工作从治疗室带到来访者日常生活中的有效方法（Farrell et al., 2018）。练习 2 和 12 中含有模式管理部分的要素。通常来说，这项工作的大部分内容都出现在图式治疗的第三阶段。

模式治疗

模式治疗需要体验式的模式工作，它开始于治疗关系中的矫正性情感体验（比如，有限再抚育），进一步展开的工作内容包括视觉意象、意象重构、模式对话、模式角色扮演，以及象征积极体验的创造性工作。这些图式治疗干预策略旨在深入到情绪和躯体层面的觉察，其目标是早年的经验和重构的经验，这些可以给来访者带来可持续的变化。练习 9、10 和 11 中的技术体现了模式治疗的一部分。模式治疗的方法可以是创造性的和象征性的，比如，使用艺术或书面材料促使来访者回忆，以及针对与图式相矛盾的事件在情绪上重新进行体验（Farrell et al., 2014）。

图式疗法的个案概念化

图式疗法在全面的个案概念化指导下开展工作。除了指导治疗工作外，个案概念化也能识别来访者的图式、模式和未满足的需求。图式疗法的个案概念化[①]是治疗师和来访者之间达成共识的关于如何将来访者当前的生活挑战和不满意的地方与图式和模式联系在一起的评估，它为一份周密治疗计划的制订与导向提供了治疗路线图。图式疗法的概念化还包含了治疗师对治疗关系的评估（包括理解平行过程，即对治疗师/来访者在会谈中的即时互动进行观察、做出行为反应，以及体验治疗师对来访者的个人感受）。本书中的每项技术都着眼于一种图式或模式，而且往往二者兼而有之；它也是为特定来访者实现其某个治疗目标而设计的步骤。关于图式疗法的主要概念的综述，请参见附录 C。

图式疗法的证据基础

图式疗法的有效性的证据基础包含了几个大型随机对照试验，这

---

① 可登录 https://schematherapysociety.org 下载图式疗法的个案概念化用表。

些试验针对个人和团体图式治疗，用于治疗边缘型人格障碍、回避型人格障碍、依赖型人格障碍、创伤后应激障碍、复杂创伤、分离性身份识别障碍、进食障碍，以及慢性抑郁症（summarized in Farrell & Shaw，2022）。这些研究报告中提到的图式治疗有效性包括精神症状的减少，以及社会功能和生活质量的改善。定性研究发现，与其他治疗模型相比，来访者和治疗师更喜欢图式治疗的方法（de Klerk et al.，2017）。

刻意练习在图式疗法训练中的作用

图式疗法训练包含大量的双人练习。在图式疗法国际认证所需的40个小时的基本培训中，必须有15个小时是进行双人练习的。一项研究通过实证支持了临床技能实践的重要性，该研究明确了实践在培养有胜任力的图式治疗师方面所起的作用。贝米利斯（Bamelis）及其同事（2014）发现，有的治疗师只接受以讲课为基础的培训，相比之下，那些接受过侧重于实践培训（比如，具有即时反馈的针对特定技术的角色扮演）的治疗师更有能力将技术应用于真实的来访者。

我们认为，刻意练习的方法包含了识别核心微技巧、鼓励从业者关注其来访者的效果，以及设计一个实践体系确保治疗师维持在最近发展区内。这与图式疗法的培训方法是一致的，我们应该据此对我们当前的培训项目加以改进。刻意练习的目标是支持治疗师掌握自己的技术，这与有效的图式治疗需要真实性和灵活性不矛盾。

关于语气、表情和体态的提醒

图式疗法培训强调需要关注来访者和治疗师所呈现出的非言语和副言语线索。有效的图式治疗包括治疗师仔细且即时地捕捉来访者通过言语和非言语表达所传递的信息。反过来说，治疗师也应通过训练意识到自己的语气、面部表情和体态，以及通过即时回应向来访者传递温暖、共情、真诚的好奇和开放的态度。对于本书中涵盖的每一项图式疗法技术，治疗师都应留心关照并练习他们的非言语人际素养，如语调和体态。对于图式疗法学习者来说，观看图式疗法专家治疗案例的录像是非常有用的，能帮助他们在职业活动中遵守这些关键原则。

本书结构概览

本书分为三个部分。

第一部分包含了本章和第 2 章，主要是针对如何进行这些练习的基本说明。我们通过测试发现，事先提供太多说明会让训练者和受训者不堪重负而直接跳过这些说明。因此，我们尽可能简明扼要地说明，只关注训练者和受训者开始练习所需的最基本的信息。我们将关于如何从刻意练习中获得最大收益的更进一步的指导放在了第 17 章，你还可以参阅附录 A。**请勿跳过第 2 章中的说明，并确保在理解了这些基本说明之后再阅读第 17 章和附录 A 中的其他指导说明。**

第二部分包含第 3~16 章。其中，第 3~14 章是 12 个以技术为核心的练习，按难度分为初阶、中阶和高阶（见表 1-1）。每项练习都包括一个简明的练习概述、指导受训者的来访者 – 治疗师的对话范例、分步的练习导引，以及一张掌握相关技术的技术标准清单。接下来呈现的就是来访者陈述和治疗师回应的范例，也是按照从易到难的顺序（初阶、中阶、高阶）排列。来访者陈述和治疗师回应分开呈现，这会使扮演治疗师的受训者有更多的自由即兴回应，而不受范例的影响。只有受训者难以给出即兴回应时，才需要参考示范回应。第二部分的最后两个练习（即第 15 章和第 16 章）则是通过模拟治疗会谈，让你有机会综合练习前面的 12 项技术。练习 13 提供了一个治疗会谈示范的逐字稿，展示了图式疗法技术的运用，并清晰地标注了所使用的技术，我们可以看到这些技术在一个真实的会谈中是怎样自然呈现的。我们邀请每位图式疗法受训者使用练习 13 中的逐字稿，分别扮演治疗师或来访者，来体验一次会谈是如何展开的。练习 14 提供了如何进行真切的模拟治疗会谈的建议，也提供了按难度（初阶、中阶以及高阶）排列的来访者描述，受训者可以据此进行即兴的角色扮演。

第三部分包含第 17 章，为训练者和受训者提供了一些附加指导。第 2 章的指导主要是程序性的做法上的具体指导，第 17 章则从更大的图景出发来提供指导。第 17 章强调了充分利用刻意练习的六个要点，介绍了恰当回应的重要性、关注受训者的利益、尊重受训者的隐私以及训练者自我评估等主题。

本书还有四个附录。附录 A 指导你学会监测和调整训练难度。附录 A 提供了一个刻意练习反应评估表，这是为扮演治疗师角色的受训者准备的，填完这个表，就能够看到这个练习是否太难或者太容易。附录 B 包含了一个刻意练习日记表，它为受训者提供了一个在进行刻意练习的同时探索和记录他们自身体验的样表。附录 C 包含了对图式疗法重要概念的回顾，受训者可以在进行本书的练习过程中学习这些概念，用以指导他们的实践。附录 D 提供了一个图式疗法培训大纲范本，可以看到如何将 14 项刻意练习活动以及其他支持材料整合到一个更全面的图式疗法培训课程中。训练者可以调整这个大纲，或者选择大纲中的某些元素，并将它们整合到自己的培训中。

第 2 章

图式疗法的刻意练习说明

本章提供了本书所有练习共通的基本说明，并在第二部分的各个练习中还会提供更加具体的说明。第 17 章给训练者和受训者提供了重要的指导，有助于读者充分地利用刻意练习。在完成第一轮练习之后，可利用附录 A 调整难度。附录 A 给出了如何监测和调整练习难度的指导，还包括一份刻意练习反应评估表，扮演治疗师的受训者可以通过填写这张表格评价练习是否太难或者太简单。**难度评估是刻意练习过程中的重要组成部分，不能略过。**

总览

本书中提供了很多假想的治疗情境供读者进行图式疗法的刻意练习。角色扮演需要三人来完成：一名受训者扮演治疗师，另一名受训者扮演来访者，训练者（教授或督导）负责观察并提供反馈（朋辈受训者也可以进行观察并提供反馈）。

本书为每一个角色扮演练习都准备了逐字稿，每篇逐字稿都有来访者的陈述和治疗师的示范回应。来访者陈述按难度从初阶到高阶进行分级，不过这些难度分级只是一种粗略的估计，实际的难度取决于受训者的主观体验。例如，某些受训者感觉来访者的愤怒不难处理，但另一些受训者会觉得太难了。这样，对于受训者来说，评估和调整难度就能够确保受训者始终在最近发展区（不是太容易，也不是太难）进行练习。

时间框架

我们建议每个练习活动 90 分钟，大体安排如下。

- **开始 20 分钟**。练习内容说明及热身——训练者介绍将要练习的图式疗法技术，并与志愿者受训者一起演示练习过程。
- **中间 50 分钟**。受训者每两人一组进行练习。训练者或朋辈受训者在整个过程中提出反馈，在每一组陈述完成后监测难度，同时根据需要调整难度（关于如何进行难度调整，请参阅附录 A 说明）。
- **最后 20 分钟**。复盘、反馈和讨论。

准备

以下是准备工作。

- 每位受训者都需要本书；
- 每项练习在完成每一级别的所有陈述后都需要填写刻意练习反应评估表，这个表可以在附录 A 中找到。
- 受训者每两人一组，一人扮演治疗师，一人扮演来访者，每 15 分钟练习后进行轮换。如前所述，还需要一位观察者，既可以是训练者，也可以是一位朋辈受训者。

训练者的角色

训练者的主要责任如下：

- 给出矫正性反馈，包括受训者的回应在多大程度达到了技术标准，以及任何关于如何提高回应质量的必要指导；
- 提醒受训者在完成每一级别（初阶、中阶和高阶）来访者陈述后进行难度评估和调整。

如何练习

每一项练习都提供了具体的指导。由于每一步都很重要，因此受训者应认真遵循这些指导说明来开展练习。

技术标准

前 12 项练习中都只聚焦于单一图式疗法技术，每个技术有 2~4 个技术标准，这些标准描述了该技术的重要成分或原则。

让受训者进行角色扮演，目标在于让受训者能够做到即兴回应来访者陈述。这种即兴回应应该是以下这样的：

- 与来访者同频；

- 尽可能地达到技术标准；
- 让受训者有真实感。

为受训者提供带有治疗师示范回应的逐字稿，能让他们了解如何将技术标准融入具体的回应中。**需要注意的是，受训者不需要逐字逐句地将示范回应的逐字稿复述出来！**心理治疗是高度个人化的、即兴的过程；刻意练习的目的是提升受训者在一个一致的框架内即兴回应的能力。照本宣科的回应只会适得其反，因为这将无助于受训者学会反应积极、真实可信并与每个来访者同频的治疗。

温迪·巴哈利和琼·法雷尔撰写了所有逐字稿中的示范回应。不过，受训者的个人治疗风格可能与示范回应的风格略有不同或相去甚远。关键在于，随着时间的推移，每名受训者都必须形成自己的风格和表达方式，同时还能按照治疗模型的原则和策略进行干预。为了强化这一点，本书使用技术标准和持续反馈的方式，来尽可能让受训者有最大的即兴回应的自由度。受训者应该能够发现，有些示范回应没有响应全部的技术标准。这些示范回应也是在提示受训者图式疗法有非常大的自由度，在这个自由度上，总是把与来访者同频放在最重要的位置。

复盘、反馈与讨论

每一组角色扮演后的复盘和反馈工作包含以下两个成分。

- 第一，扮演来访者的受训者需要**简要地**分享接收到治疗师回应的感觉。这能够帮助受训者了解到他们与来访者的同频情况。
- 第二，训练者提供一个基于技术标准的**简短**反馈（一分钟以内）。尽可能地让反馈具体、可操作、简短，给技术演练留出更多时间。如果一名训练者带领多组受训者，那么训练者需要环绕整个教室，观察所有的受训者小组，并给出简短的反馈。如果训练者没法到场，那么扮演来访者的受训者可以给治疗师提供反馈，反馈基于技术标准以及作为当事人听到治疗师这么说的感觉。或者，如果有第三名受训者，那么他也可以观察并提供反馈。

训练者（或朋辈观察员）要记住，所有的反馈都要具体且简短，不要把话题转到讨论理论上面。我们有很多其他的机会可以用来讨论图式疗法的理论和研究。在刻意练习中，最重要的是通过角色扮演持续地进行行为演练，把时间尽可能用在行为演练而不是理论探讨上。

最终评估

在两名受训者轮换过所有角色以后，训练者要给出评价。最后，所有参与者要一同基于评估进行一次简短的讨论。这个讨论可以为家庭作业和将来的刻意练习的侧重点提供思路。为此，附录 B 提供了一份刻意练习日记表。此表可用作最终评估的一部分，以帮助受训者处理他们在与督导会谈过程中的体验。不过，设计刻意练习日记表主要是作为一种供受训者用于探索和记录他们在两次会谈之间的想法和体验的模板，尤其是在没有督导的情况下附加的刻意练习活动（比如，单独演练如何回应，或者有两名受训者想要一起练习，也许还有第三名受训者承担督导的角色）。在这之后，如果受训者愿意，那么他们可以选择在下一次培训开始时与督导讨论这些体验。

第二部分

图式疗法技术的刻意练习

本书的这一部分提供了 12 项基本图式疗法技术的刻意练习，这些练习按照治疗师技术发展的阶段由易到难排列。尽管我们希望训练者能够按照我们给出的顺序逐个进行练习，但是可能有的训练者会按照自己的课程需要规划这些练习，因此顺序会有所不同。我们还提供了两个可以把所有的技术组合在一起的综合练习，一个是基于带注释的图式治疗会谈逐字稿的练习，另一个是模拟的图式治疗会谈。

第 3 章

练习 1：理解与同频

准备

1. 阅读第 2 章中的说明。

2. 附录 A 中的刻意练习反应评估表和附录 B 中的刻意练习日记表。

技术描述

技术难度等级：初阶

治疗师的同频和对理解来访者的经历表现出兴趣，是建立联结和信任之必要纽带的核心。与来访者建立信任纽带对于发展治疗联盟和矫正性的有限再抚育关系体验至关重要，这对图式疗法而言必不可少。图式治疗师可以使用多种方法来促进与来访者的安全联结。我们在这里主要关注理解与同频，这是一种在整个治疗过程中被广泛使用的方法（Bailey & Ogles，2019）。

在这项练习中，治疗师应该按照以下技术标准对每个来访者的陈述做出即兴回应。

- 治疗师的同频与共情能力在他们表达对来访者内在现实的理解中得以体现。同样，这也会反映在来访者明确表达的内容和他们以非言语的方式所传递的信息中。治疗师正是通过来访者在这一过程中所传递的核心意思或感受来开始他们的干预；他们还可以表达对内容的确认（比如，"你分享给我的内容真的非常重要"）。
- 在向来访者传递理解之后，治疗师还会安抚他们，表达自己愿意为他们提供帮助、想要确保他们感到安全，或邀请他们合作、参与到治疗中来。对于许多来访者而言，这种安抚往往是一种新的关系体验，因此应该得到治疗师的重视。
- 在整个练习中，治疗师的非言语表达和体态可以向来访者传递开放与温暖的信号。这一标准相当关键，因为治疗师的非言语表达对于与来访者同频交流和促进与来访者之间形成安全感方面至关重要。

技术标准
1. 以共情的方式理解来访者的内在现实。
2. 安抚来访者，表达你想要理解和帮助他们的愿望。
3. 非言语表达：使用柔和、温暖的声音，身体略微向来访者倾斜。

练习范例

范例 1

来访者：［**紧张**］我就是不知道该说什么好。我从来没有告诉过任何人我的感受或我的人生经历。我要怎么开始呢？我不确定来接受治疗这件事是不是一个正确的决定。我只知道要是被我妈妈发现了，那么她一定会骂死我的。

治疗师： 开始治疗的确是一个非常重大的决定，包括让你与陌生人分享你的生活经历、你的挣扎和你的决心（标准1）。你需要一点时间才能在和我的关系中感到安全和自信，而我希望在我的关注下，我能尽量做到让你感觉安全和值得信任。这是属于你的私密空间，你妈妈不需要知道你决定来接受治疗的事（标准2）。

范例2

来访者：［平淡］我只是不想让你觉得我是个可悲的失败者，但我觉得这会是你在了解完我的情况之后唯一能想到的评价。哦……或许当你听到我的故事时，你会很想笑或是觉得有点滑稽，然后把它与你的同行分享；又或者，你会像我的上一任治疗师一样感到无趣，后悔当初答应和我一起工作吧。

治疗师： 听到你说之前的治疗经历让你失望，我感到很难过。开始一段治疗是一个重大的决定，它并不容易。我很高兴我能见到你，并期待了解更多关于你的事（标准1）。我可以说些什么或做些什么来帮助你在这段关系中感到更安全吗？或许你想了解我们这样谈话的私密性，抑或你想了解当你在与我分享你的经历和需求时我的想法和感受吗？总之，对我来说，让你在这个空间感受到尊重是一件重要的事（标准2）。

范例3

来访者：［焦虑］我知道这只是一个50分钟的会谈，而我可能需要 1000 次，这件事我已经在心里憋了很久了，必须一吐为快。是这样的，当我从公司食堂出来的时候，我的主管走过来，她立刻表现出一种我就要有麻烦了的样子。在她准备说些什么之前我就哭了，简直糟大了。我讨厌我的工作！我什么事都做不好！哦，你看，我就是这样一直在不停地说啊说的，你确定要和我一起工作吗？

治疗师：我知道你有很多东西要和我分享，这没什么问题。在治疗初期，通常很难说要如何确定目标和分享经历才是最好的（标准 1）。但我会帮你的，你根本不需要为你分享自己的经历而道歉。我会帮助你确保你与我分享的内容和感受能够满足你的需求（标准 2）。

练习指导
第一步：角色扮演并反馈
• 来访者先说第一个初阶难度的来访者陈述，治疗师根据技术标准做出**即兴**回应。 • 训练者（如果没有训练者，则由来访者）根据技术标准提供**简短**的反馈。 • 来访者重复刚才的陈述，治疗师再次即兴做出回应。训练者（或来访者）给予简短的反馈。
第二步：重复
• 重复第一步，直到完成所有**当前难度级别**（初阶、中阶或高阶）的陈述。
第三步：评估并调整难度等级
• 治疗师利用刻意练习反应评估表（见附录 A）来决定是否调整难度级别。
第四步：重复
• 重复第一步至第三步至少 15 分钟。 • 交换角色。

→ 现在轮到你了！按照练习指导中的第一步和第二步进行练习。

请记住：练习的目的是让受训者在使用技术标准且感受真实的情况下，练习如何即兴回应来访者。**本练习的末尾提供了针对每个来访者陈述的治疗师示范回应。在阅读这些示范之前，受训者应尽可能尝试自己独立回应。**

练习 1 的初阶难度来访者陈述
初阶难度来访者陈述 1
［**犹豫不决**］我要从哪里开始呢？我以前从来没有做过这样的治疗，我不想第一次尝试就出错，这样会让人看起来很傻。
初阶难度来访者陈述 2
［**颤抖**］喔，这简直太傻了！不知道为什么，我现在已经想哭了，我还什么都还没告诉你呢，这太令人尴尬了。
初阶难度来访者陈述 3
［**难过**］我认为我不能改变。我的意思是，我知道我的愤怒是一个问题，而我并不想伤害我的另一半。但当我感到难过时，我就对改变自己的反应不抱什么希望了，这意味着我会失去我的关系。
初阶难度来访者陈述 4
［**紧张**］我不知道要如何在 50 分钟的治疗会谈中讲完我的所有故事！我觉得我有很多话要跟你说。你需要有一幅非常清晰的画面……而我知道你可能觉得这很疯狂，但我必须告诉你所有的一切！
初阶难度来访者陈述 5
［**难过**］今天我只是感觉难过。我一点力气都没有。当你在生活中有一段时间感到很糟时，你是怎么做到可以继续前进的？哦，我忘了你可能回答不了这个问题。抱歉抱歉，当我没说。

在进入下一个难度之前，评估并调整难度（参见练习指导中的第三步）。

练习 1 的中阶难度来访者陈述
中阶难度来访者陈述 1
［困惑］我不知道该怎么想才好。我爸爸总是让我不要把目标定得太高，但你却说我应该关注自己真正想做的事情。我想去医学院，而且我的大学辅导员说，我的成绩已经够了。
中阶难度来访者陈述 2
［焦虑］我想向我的男朋友求婚该怎么做？他大多数时候很像我的骑士，穿着闪亮的盔甲，但他有时候又冷冷地对我，会退缩，这让我好几天都联系不上他。他的行为反差如此之大，但如果他是我的"真命天子"，那么我真的不想失去他。我觉得我的惊恐障碍都要发作了。
中阶难度来访者陈述 3
［激动］我不想谈论任何像上一次会谈那样沉重的话题。因为过一会儿我要参加一个重要的谈判会议，我需要保持敏锐和最佳状态，而不是沉浸在我的童年经历里。
中阶难度来访者陈述 4
［低头看］我今天本来不打算来的。你整天听我抱怨，我还一直都不做我需要做的事，你一定烦透了吧？我甚至不确定自己为什么要进来，我只想回家点一份比萨吃。
中阶难度来访者陈述 5
［害怕］我想，如果你真的了解我，我是说，如果你知道了我的一切，你就会感到恶心的。我只是不知道在我的生活中经历了那么多可耻的失败之后，怎么可能还会有人真的接受我。

✋ 在进入下一个难度之前，评估并调整难度（参见练习指导中的第三步）。

练习 1 的高阶难度来访者陈述
高阶难度来访者陈述 1
［难过］我只是觉得任何事情都不会改变。在我还是个孩子的时候，我的情感需求没有得到满足，而现在你却告诉我，我必须学会自己满足它们。
高阶难度来访者陈述 2
［焦虑］我不知道该怎么想才好。你告诉我说我有权表达我的感受，但当我这样做的时候，我的妻子又非常生气地冲我咆哮。我心里真的很不平衡，太吓人了。
高阶难度来访者陈述 3
［困惑］我最好的一个朋友把我的个人信息告诉给了她的伴侣，我很生气。她告诉我，她这么做是希望能通过获得一些反馈来帮助我，因为她的伴侣是一名医生。但我觉得自己被出卖了。这种撕扯、纠结的感觉太让人崩溃了。
高阶难度来访者陈述 4
［沮丧］我今天不想待在这里。我厌倦了专注于自己和我微不足道的委屈。世界上有的人是真正有问题的，而不是像我这样发牢骚、神经质地抱怨。
高阶难度来访者陈述 5
［恼怒］我想确保今天我们有时间讨论我的会谈议程。我觉得你过于频繁地决定我们要关注的东西了。我知道你是这方面的专家，可能我不该说这些。我应该服从你的安排，你觉得什么最好就做什么。

> ✋ 评估并调整难度（参见练习指导中的第三步）。如果合适，那么请按照指导将练习变得更具挑战性（参见附录 A）。

治疗师示范回应

请记住：在阅读示范回应之前，受训者应尝试即兴做出自己的回应。**不要逐字逐句地复述以下回应，除非自己无法做出回应**！

练习 1 的治疗师示范回应（针对初阶难度来访者陈述）
对初阶难度来访者陈述 1 的示范回应
你说你对尝试治疗感到有点焦虑，因为你不知道应该做什么，也不想给人留下不好的第一印象（标准 1）。我们可以从任何地方开始。你并不是孤军奋战，我是来帮你的。关于我们今天可以从哪里开始的话题，我很乐意告诉你我的想法（标准 2）。
对初阶难度来访者陈述 2 的示范回应
哦，其实一点也不傻。我可以想象得到，在你分享痛苦时也许和你料想的一样，这是令人沮丧的，甚至可能有点可怕，对吗（标准 1）？在这里，你所有的情绪我都能接受（标准 2）。
对初阶难度来访者陈述 3 的示范回应
我可以理解你对于失去关系的担忧，因为你对自己改变这种行为的能力感到绝望（标准 1）。一旦我们看到是什么在推动这种反应，我就能帮你学会如何绕过它，从而发展出更健康的反应（标准 2）。
对初阶难度来访者陈述 4 的示范回应
好，让我们一起来深呼吸。我看得出你想要和我分享很多东西。我一点都不觉得这有多么疯狂。不用着急，慢慢来吧（标准 1）。我非常希望能够了解你，在接下来的几周里，我们会有足够多的时间来实现这一点（标准 2）。

练习 1 的治疗师示范回应（针对初阶难度来访者陈述）

对初阶难度来访者陈述 5 的示范回应

你不必向我道歉，即使你问我这个问题也没关系。我很高兴你今天能来这里，尽管你可能一点力气也没有（标准 1）。我想了解你的难过和你难过背后的需求。的确，我也有感觉很糟的时候，而我可以帮你解决你的问题（标准 2）。

练习 1 的治疗师示范回应（针对中阶难度来访者陈述）

对中阶难度来访者陈述 1 的示范回应

我明白这会让你感到困惑。一方面，你爸爸劝你不要把目标定得太高；另一方面，我试着帮你一起规划你的梦想，而且你的辅导员也有真凭实据支撑这一点（标准 1）。那么，要是我们把这三种立场放在一起看，你觉得会有帮助吗（标准 2）？

对中阶难度来访者陈述 2 的示范回应

啊，你现在正经受着这么大的压力和困扰啊！作为一个人来说，你说的这些都是截然相反的行为。这的确是一个需要非常慎重考虑之后才能做出的决定（标准 1）。你现在深吸一口气如何？然后我们可以一起来看看各方面的利弊。你觉得这样对你有帮助吗（标准 2）？

对中阶难度来访者陈述 3 的示范回应

我理解，在我们一起工作之后，你觉得要把自己调整到适合如此重要会谈的状态感觉会很困难，而这种压力导致了你忽略了童年经历的重要性（标准 1）。今天我想做一些对你来说最有用的事，这可能会涉及你的业务能力。你觉得如何（标准 2）？

对中阶难度来访者陈述 4 的示范回应

我知道你很难想象有人会真的关心你，即使你在挣扎，一无所获（标准 1）。但这就是我，我是在乎你的，我们会一起渡过难关的。而且，我很高兴你能决定今天过来（标准 2）。

练习 1 的治疗师示范回应（针对中阶难度来访者陈述）

对中阶难度来访者陈述 5 的示范回应

和别人分享我们所有的部分始终是一件很可怕的事。当然，由于你在童年时遭受了那么多的剥夺和拒绝，因此这的确会让你感觉有风险（标准 1）。我是真的很想了解你，我想象不出自己会感到恶心；相反，我比较关心你和你的健康状况（标准 2）。

练习 1 的治疗师示范回应（针对高阶难度来访者陈述）

对高阶难度来访者陈述 1 的示范回应

你很难不感到绝望，因为当你还是个孩子的时候，你需求得到满足的体验太少了，甚至直到现在都没有人给你这些。当你觉得你听到现在也没有人会满足你的需求时，这的确会让事情变得非常困难（标准 1）。不过幸运的是，这并不是我要传递给你的意思。我会帮你，让你的需求在我们的会谈中得到满足。在这方面，你并不孤单（标准 2）。

对高阶难度来访者陈述 2 的示范回应

你认为自己正在做的事是正常合理的，却得到了负面的反馈，这一定是令人困惑的。你甚至可能会对我得出的结论感到有点生气（标准 1）。而我想让你知道，我是支持你的，但我也知道这很难。让我们一起来看看具体发生了什么，再看看接下来又会发生什么吧（标准 2）。

对高阶难度来访者陈述 3 的示范回应

我知道有如此强烈而矛盾的感觉是非常令人困惑的。你爱你的朋友，相信她的出发点是好的，但你也觉得自己被出卖了（标准 1）。让我们来多谈谈你对这位朋友的感受以及现在的状况吧，这样我能更全面地了解情况（标准 2）。

练习 1 的治疗师示范回应（针对高阶难度来访者陈述）

对高阶难度来访者陈述 4 的示范回应

你很难认真对待你的问题和痛苦，因为你把它们与世界上最糟的情况进行了比较。当你这样做时，你很难感受到它们的重要性。你可能还会担心我是否认为它们很重要（标准 1）。我知道它们的确很重要，同时我想向你保证，我理解你的困境，并想了解一下你要抱怨的事情（标准 2）。

对高阶难度来访者陈述 5 的示范回应

所以，你觉得在该由谁来制订我们的会谈议程方面，以及你担心自己是否可以告诉我这件事方面，都没有办法实现平衡（标准 1）。我很抱歉让你觉得你在这里主导是不好的。但这是属于你的时间，所以你始终有权决定在会谈议程中聊什么话题。那么，在会谈开始前，我们现在一起来制订议程怎么样（标准 2）？

第 4 章

练习 2：支持与增强健康成人模式

准备

1. 阅读第 2 章中的说明。

2. 附录 A 中的刻意练习反应评估表和附录 B 中的刻意练习日记表。

技术描述

技术难度级别：初阶

在图式疗法中，支持与增强健康成人模式包括承认来访者的自主性、能力，以及内化一位能提供爱与滋养的内在照料者的过程。健康成人模式被概念化为我们所有人都具备的理性、温暖和有能力等较为成熟的部分，它能够滋养、保护和认可我们内在的脆弱儿童的部分，为愤怒和冲动儿童的部分设限，激发和支持快乐儿童的部分，面质并最终通过使用一些适应良好的应对策略来取代那些不健康的应对模式，同时平衡或调整内在的批评者模式。在健康成人模式下，人们可以平衡需求和责任，把精力投注在合理的消遣和创造性的活动上，比如工作、娱乐、育儿、性、自我关怀，以及脑力和文化方面的兴趣爱好（Farrell et al., 2014）。

本项练习的目的是帮助治疗师关注、接受和认可与来访者健康成人模式相关的行为。这将有助于增强来访者的这一模式，并突出其对满足核心需求的重要性。在本项练习中，治疗师可以通过先指出和支持来访者的自主性来支持和增强来访者的健康成人模式（比如，做决定、设定界限、以健康的方式满足自己的需求）。然后，对于能体现来访者健康成人模式的行为证据（比如，他们表现出来的能力、勇气、成就、设限、自我维护或自信等），治疗师需要明确地表示认可与称赞。这些干预策略对治疗师来说是个很好的机会，可以展现自己作为普通人的一面（比如，对于来访者的健康成人模式，治疗师真诚地表达个人的自豪感与喜悦）。

技术标准
1. 通过指出健康成人模式的行为（比如，做决定、设定界限、以健康的方式满足自己的需求）来支持来访者的自主性。 2. 认可与称赞健康成人模式的行为证据（比如，表现出能力、勇气、成就、设限、自我维护和自信）。

练习范例

范例 1

来访者：［紧张］我厌倦了丈夫对待我的方式。我决定，现在是我直言不讳地说出我需要他做什么的时候了。当我告诉他我的感受时，我需要他倾听，而不是评判我的感受是对还是错。我再也不会接受他那样对我了。

治疗师：所以，你用恰当的方式告诉了他你的合理需求。你很清楚自己的边界（标准1）。我觉得这太棒了！你的健康成人模式正在变得越来越强，你在这方面做得多好啊（标准2）！

范例2

来访者：［羞愧］我意识到当我妹妹在别人面前喊我小时候的尴尬昵称时，就触发了我这个"幼小的我"。我不敢告诉她，她这么做其实伤害到了我，我想逃，我想躲起来。但是，我可以深吸一口气，告诉她我的感受，然后告诉她我不想让她再这么做了。

治疗师：哇！你避开了自己的恐惧，并能以你健康成人的姿态来表达，还为自己设定了一个必要的界限（标准1）。这真是一件了不起的事！我真为你感到骄傲。你现在拥有一个强壮而有能力的健康成人来支持那个"幼小的你"了（标准2）。

范例3

来访者：［犹豫不决］我想告诉你一件昨天发生的事情，因为这对我来说是一个新的体验。这听起来可能是一件小事，但对我来说却是一件大事。当时我和我的女朋友一起吃饭，点餐时她说："哦，来一份牛排吧，不要鸡肉，这样我就可以吃一点了。"我很讨厌她告诉我她想要什么，然后还假设她可以吃点我的饭。遇到这种情况，我通常会选择屈服，但昨天我只是简单地说了一句："不，我想点鸡肉，而且我打算自己把它吃完。"我觉得现在和你说这些挺傻的，但在当时，我真觉得自己很坚强。

治疗师：在我看来这并不是一件小事。你恰如其分地说出了你想要的，你也有权这样做。你做得非常好，因为你设定了一个界限（标准1）。我很高兴你感受到了你的力量。你的健康成人部分有着很强大的力量，你能维护自己所要的东西，这是非常棒的。干得漂亮（标准2）！

练习指导
第一步：角色扮演并反馈
• 来访者先说第一个初阶难度的来访者陈述，治疗师根据技术标准做出**即兴**回应。 • 训练者（如果没有训练者，则由来访者）根据技术标准提供**简短**的反馈。 • 来访者重复刚才的陈述，治疗师再次即兴做出回应。训练者（或来访者）给予简短的反馈。
第二步：重复
• 重复第一步，直到完成所有**当前难度级别**（初阶、中阶或高阶）的陈述。
第三步：评估并调整难度等级
• 治疗师利用刻意练习反应评估表（见附录A）来决定是否调整难度级别。
第四步：重复
• 重复第一步至第三步至少15分钟。 • 交换角色。

→ 现在轮到你了！按照练习指导中的第一步和第二步进行练习。

请记住：练习的目的是让受训者在使用技术标准且感受真实的情况下，练习如何即兴回应来访者。**本练习的末尾提供了针对每个来访者陈述的治疗师示范回应。在阅读这些示范之前，受训者应尽可能尝试自己独立回应。**

练习 2 的初阶难度来访者陈述
初阶难度来访者陈述 1
[**犹豫不决**] 我想我昨天做了一件好事。我的同事在办公室关门前 15 分钟把一堆信件扔到了我的办公桌上，说："我必须准点离开，所以我想你应该不介意帮我把这些邮件扔到收发室吧。"他一直都是这样，而我通常只会照做，只因那个"幼小的我"怕他。但这一次，我很大声地说"不"，并收拾东西准备下班。
初阶难度来访者陈述 2
[**紧张**] 我告诉妻子我想更频繁地和她亲热，我做到了。这是我生活中很重要的一部分，我不希望我们最终感觉像是室友而不是爱人。我这么直截了当让她有点不高兴，但关键在于我要让她知道这对我来说有多重要。我没有责备她，只是表达了我的需求。
初阶难度来访者陈述 3
[**恼怒**] 我最终决定告诉我的朋友戴安娜，我厌倦了她总是在我们约午餐和晚餐时迟到。她立刻开始辩解，找了很多借口，甚至试图指责我太死板。但我告诉她，这是我不能接受的。现在，我在想我是不是真的太死板了？我觉得不是，但我还不确定。她显得很有说服力的样子，就像我妈妈一样。
初阶难度来访者陈述 4
[**快乐**] 今天出门之前，当我照镜子的时候，我好像的确觉得自己的状态还不错。我知道在这点事上小题大做有点傻，但改变一下，自己不那么苛刻，感觉也挺好的。

练习 2 的初阶难度来访者陈述

初阶难度来访者陈述 5

[**害羞**] 上周我去看望了我的阿姨，她说我看起来感觉真不错，她还称赞了我的新发型。一开始我还觉得有点不舒服，本来我想和往常一样三言两语搪塞掉，但我还是忍不住对她表示了感谢，甚至告诉她我也很喜欢自己的新发型。哇，我是不是变得自恋了？

🤚 在进入下一个难度之前，评估和调整难度（参见练习指导中的第三步）。

练习 2 的中阶难度来访者陈述

中阶难度来访者陈述 1

[**犹豫不决**] 几天前，在我的关系经历了一段非常艰难的时期之后，我体验到了一种匮乏感和悲伤。似乎我内心那个幼小的部分因为我们之间一直进行着艰难的对话而感到愤愤不平。于是，周六那天，我决定躺在床上看我小时候喜欢的儿童电影。当时我感觉很享受，但现在我想知道这是不是一种健康的做法。你认为怎么样？

中阶难度来访者陈述 2

[**镇定**] 我已决定结束与简的友谊了。我们已经是 10 年的朋友了，但上次我们出去的时候，我意识到她对我很挑剔，有时甚至很刻薄。她听起来像是我苛求的批评者模式，而我却不需要任何支持似的。她也因为我还在接受心理治疗而责备我。因此，我在权衡了利弊之后，决定结束这段关系。

练习 2 的中阶难度来访者陈述

中阶难度来访者陈述 3

［自豪］这周我真的都在为我的冲动儿童部分而挣扎。我想做的就是尽情享受冰激凌。于是我铲了一勺我最爱的冰激凌来奖励自己，因为我一整周都坚持健康饮食了。可是，在我吃完之后，我内心那个贪婪的小女孩想要的越来越多了。最后我说了声"够了"，并把剩下的冰激凌扔进了垃圾桶。这时候我的批评者部分开始斥责我，但我找到了我内在的好父母，让这个声音闭嘴。

中阶难度来访者陈述 4

［沮丧］你似乎对我感到不耐烦，我能感觉到自己有这么一个部分，它只想对你生气、批评你。当我感觉到自己必须要讨你欢心时，我就会很讨厌自己的这个部分，就好像我一辈子都要为我父母这么做似的。我以为这里是一个我可以做自己的地方。

中阶难度来访者陈述 5

［紧张］我终于在述职报告中说出了自己的心声。这是一次非常好的报告，但是我又一次与升职无缘，你知道的，我觉得我早就该升职了。这个过程很难，但我突然想到了一点，我觉得我说得挺好的，因为我的老板对我笑了，他说他现在会认真考虑这个问题。这是我的问题吗？也许是我太强势了或者不领情？

🤚 在进入下一个难度之前，评估并调整难度（参见练习指导中的第三步）。

练习 2 的高阶难度来访者陈述

高阶难度来访者陈述 1

[镇定] 我需要问你一个问题。我注意到你经常提前五分钟停止我们的会谈。也许我什么都不该说，但我觉得我没有享有属于我的所有时间。这让我感到很困扰，因为我很重视我们的会谈时间。

高阶难度来访者陈述 2

[温和] 我认为你说我对自己的任性儿童模式做出了太多让步是错的。你真是这么想的吗？我觉得是我内心的那个悲伤的儿童有时需要找点乐子，而不仅仅只是工作。

高阶难度来访者陈述 3

[焦虑] 要是想继续和马克约会，我该怎么做呢？有时我喜欢他的陪伴，觉得他很重视我；有时他又很专横，喜欢告诉我该做什么，或是在性方面给我施压。我并不想失去他，但我也不喜欢他有时对待我的方式。

高阶难度来访者陈述 4

[紧张] 昨晚在我回到家后，看到妻子一脸阴郁的瞬间，我只想发火和骂人。我再一次感受到自己被她评判和嫌弃了——因为我回家晚了，而且又忘了取牛奶。后来，我的脑海中出现了你的声音，于是我深吸了一口气，为自己晚到家和健忘道歉。我还答应她，等我过一会儿换好衣服后休息片刻就去取牛奶。结果她真的笑了，这太难以置信了！这种感觉很奇怪，但很好。不过，我还是不确定如果我真的很累、很烦躁，我是否还能再这样表达一次。

高阶难度来访者陈述 5

[沮丧] 自从去年我丈夫出轨以来，我便难以找到一种安全感。我总有一种冲动，想要检查他的手机和笔记本电脑，就像间谍一样。我对此已经厌倦了。我最后告诉他，我不想当一辈子的私家侦探。如果我们想要疗愈这段婚姻，就需要接受夫妻治疗，否则我不确定我还能不能和他继续在一起。像往常一样，他说我只是敏感多疑和缺乏安全感，但他同意去接受治疗。

> 评估并调整难度（参见练习指导中的第三步）。如果合适，那么请按照指导将练习变得更具挑战性（参见附录 A）。

治疗师示范回应

请记住：在阅读示范回应之前，受训者应尝试即兴做出自己的回应。**不要逐字逐句地复述以下回应，除非自己无法做出回应！**

练习 2 的治疗师示范回应（针对初阶难度来访者陈述）
对初阶难度来访者陈述 1 的示范回应
在我看来，你为自己设定了界限，而且你有权这么做。即使你的另一部分会感到害怕，你也能做到与你的健康成人部分建立联结（标准 1）。你这么做是很需要勇气的，值得为之喝彩。你做得真棒（标准 2）！
对初阶难度来访者陈述 2 的示范回应
你以健康成人模式的视角清晰而直接地表达了自己的观点。性爱对夫妻来说可能是一个困难的话题，而你已经能处理好它了（标准 1）。你能够在生活中的这个重要方面表达出自己的需求，我很佩服你（标准 2）。
对初阶难度来访者陈述 3 的示范回应
祝贺你！你的健康成人模式能够维护你的权利了。这个过程是很艰难的，尤其是对于像戴安娜和你妈妈那样的人（标准 1）。你一点也不死板。被尊重是你的权利，就像你尊重她一样。我真为你感到骄傲（标准 2）。

练习 2 的治疗师示范回应（针对初阶难度来访者陈述）

对初阶难度来访者陈述 4 的示范回应

听起来你的健康成人模式正在照镜子，真正看到了你——一个绝对值得感觉自己状态不错的人（标准 1）。这一点都不傻，而且这对你来说是迈出了很出色的一大步，我为此感到非常高兴。谢谢你告诉我这些（标准 2）！

对初阶难度来访者陈述 5 的示范回应

我理解当有人称赞你时你所感受到的那种煎熬。但这一次，你的健康成人模式让你能够接受这一信息，这对你来说就是重要的一大步了（标准 1）。而这一点也不自恋。事实上，你需要接受这种对自己的欣赏。我为你允许自己接受称赞而感到骄傲（标准 2）。

练习 2 的治疗师示范回应（针对中阶难度来访者陈述）

对中阶难度来访者陈述 1 的示范回应

我觉得你已经做了一些健康成人模式的事来安抚你内在幼小的部分了。你能在压力事件和自我减压时间之间取得平衡是一件好事（标准 1）。我很高兴你做到了这一点，我认为这对你来说是一种进步。你意识到了一种需求的存在，并以一种健康的方式满足了它（标准 2）。

对中阶难度来访者陈述 2 的示范回应

可以想象，这是一个艰难的决定，也是一个重要的决定。你的健康成人模式权衡了利弊，做出了一个平衡的决定（标准 1）。我认为能做出这个决定对你来说是很重要的一步，也是需要勇气的一步。祝贺你（标准 2）。

对中阶难度来访者陈述 3 的示范回应

这听起来像是你与自己的许多不同部分做斗争的结果，并且在最终你的健康成人的部分胜出了（标准 1）。你在处理你的冲动部分和限制你的批评者模式方面做得很好。我希望你对自己在这里取得的进步感到满意（标准 2）。

练习 2 的治疗师示范回应（针对中阶难度来访者陈述）

对中阶难度来访者陈述 4 的示范回应

嗯，这肯定让人感觉不好。谢谢你能以这种方式告诉我，而不是用一种愤怒和挑剔的姿态来表达（标准 1）。我对你丝毫没有不耐烦；相反，看到你和我分享了你的感受，我真的很高兴。我认为这非常重要，因为它展现出了你健康成人的部分。我很乐意与你多谈谈这件事，并注意到我的言行会让你有这样的感觉（标准 2）。

对中阶难度来访者陈述 5 的示范回应

哟，快看！你的健康成人"拥护者"已经在谈判桌上找到一个能够让人接受的位置了。我知道这有多难，你会觉得自己不配拥有这些现在你显然已经有权拥有的东西（标准 1）。这对你来说是一个多么大的进步。你真的开始相信自己了，这也是一件值得庆祝的事（标准 2）。

练习 2 的治疗师示范回应（针对高阶难度来访者陈述）

对高阶难度来访者陈述 1 的示范回应

听起来你对这件事很坚定，也很肯定。你也有权决定如何使用我们在一起的这段时间。这是你健康成人模式的体现（标准 1）。我通常会在我们会谈结束之前留出几分钟的时间，以防万一有什么事情需要收尾，但我们可以讨论一下这对你来说是否有必要。我很高兴你能提到这个情况（标准 2）。

对高阶难度来访者陈述 2 的示范回应

现在，我听到你健康成人的声音了。你听起来很确定自己的哪个部分正参与其中，我接受你的判断（标准 1）。你有权选择不同意，这对你是有好处的。很高兴能听到你这么说（标准 2）。

练习 2 的治疗师示范回应（针对高阶难度来访者陈述）
对高阶难度来访者陈述 3 的示范回应
你一上来就先问了一个问题，但我认为你也给出了自己的答案。这是你健康成人模式的体现。因为对于马克，你很清楚自己喜欢什么、不喜欢什么（标准 1）。我很高兴听到你在权衡利弊，而且你也意识到了最终的决定权在自己手里（标准 2）。
对高阶难度来访者陈述 4 的示范回应
我知道，很难想象在你每次心烦意乱的时候都能为自己树立一个明确且负责任的"代言人"形象；我也知道，昨晚出现的就是你的健康成人模式（标准 1）。没有人是十全十美的，但你做得很好，可以处理好自己的愤怒反应，也可以对你爱的人负责，还可以照顾到你自己的需求。我真的很佩服你的力量和取得的进步（标准 2）。
对高阶难度来访者陈述 5 的示范回应
这正是你真正的胜利！你表达了自己的需求，尽管你知道他可能会怪你。你正在找回你的声音，并成为自己有效的拥护者。这意味着你的健康成人出现了（标准 1）。现在你丈夫同意接受夫妻治疗。虽然不能保证结果如何，但这是一个很好的开始，因为这让我们看到了疗愈婚姻的可能性。我知道这对你来说很重要，我也很高兴你能为自己的需求挺身而出（标准 2）。

第 5 章

练习 3：图式教育：开始用图式疗法的术语 来理解当前的问题

准备

1. 阅读第 2 章中的说明。

2. 附录 A 中的刻意练习反应评估表和附录 B 中的刻意练习日记表。

技术描述

技术难度等级：初阶

此项技术的重点是向来访者介绍早期适应不良图式（early mala-daptive schema，EMS）。EMS 是核心的情感信念，它与我们的生理特性和气质一样，都是在早年的情感需求没有得到充分满足的情况下形成的。图式的功能类似于人格特质，它包含了一个人关于自我、他人和对未来做出预测的核心信念和有关信息。它们可能会在一段时间内处于休眠状态，然后在某些条件下被激活，而这些条件会让人回忆起自己痛苦的早年的生活经历。它们激活的可能是痛苦的感受、知觉，以及片面的信念，这些过程都是自动发生的，并刻板地扎根于来访者对真实世界的感受中。举个例子，有这样一个情境：当来访者的同事靠近来访者的办公桌时，同事向下看了一眼，这就触发了来访者有一种被拒绝和自己不够好的感觉（一种与"缺陷和遗弃"有关的图式）。这会让来访者产生严重的绝望、焦虑、愤怒或孤独的感受——这是一种长期存在的反应，源于小时候被严重剥夺和批评的经历。

在本项练习中，治疗师将开始使用图式疗法的术语来理解来访者的问题。治疗师需要按照以下技术标准即兴做出反应。

- EMS 通常不会受到挑战，因为它们是在意识之外运作的。因此，治疗师要先唤醒来访者的行为模式，并将其命名为相应的图式。

- 治疗师要通过解释图式与早年的未得到满足的需求之间的关联来为来访者提供一个基本的治疗框架。在练习过程中，治疗师需要练习如何能够流利且简要地进行原理说明，比如："图式是在我们的生理特性和那些我们小时候没能得到满足的情感需求互相作用之下形成的。"

- 治疗师要向来访者提供有关图式的心理教育，告诉他们图式对其情感信念和预期的影响。

你可能会注意到，在本项练习中[①]，各个来访者陈述所对应的治疗师干预策略的表达会让你觉得有些大同小异，其实我们是故意这么设计的。本项练习提供了不同的机会来尝试呈现图式教育中的重要组成部分；后续的练习则侧重于为特定的来访者展示特定的原理说明。

---

① 指的是"练习范例"和"治疗师示范回应"部分。——译者注

技术标准

1. 建议来访者呈现出一种生活中常见的行为模式，并将这种行为模式命名为一种图式。
2. 用早年的生活经历中未得到满足的需求解释图式的起源。
3. 让来访者理解，图式是关于自我、他人和世界的强大的情感信念。

练习范例

范例 1

来访者：［难过］我一直都没能维持好关系。我会永远一个人孤单下去的。

治疗师：听起来，难以维持关系是你生活中的一个议题，它代表了我们所说的图式（标准 1）。图式可以是源于我们的生理特性，以及我们小时候没有得到充分满足的核心情感需求（标准 2）。图式是一种强烈的情感信念，它既影响了我们看待自己的方式，又影响了我们与他人相处的方式，甚至影响了我们对未来的预期（标准 3）。

范例 2

来访者：［难过］无论我怎么努力，似乎都无法让任何人关心我。这就像我来到这个世界上时人们都盼着我长大成人一样，我不得不学会埋藏自己的需求来照顾自己。

治疗师：听起来，埋藏自己的需求、不让别人关心你，这似乎是你生活中的一种行为模式。我们将这些行为模式称为图式（标准 1）。在某种程度上说，图式的形成是由于我们小时候没有得到满足的核心情感需求所致（标准 2）。图式是关于自己和他人的强烈的情感信念，它会影响你对当前关系的预期（标准 3）。

范例 3

来访者：［**冷淡**］嗯，我丈夫离开我了，对此我也一点都不感到意外。他为什么要和我这样的人在一起呢？一旦你真正了解我，就能更理解我的意思了。就连我妈妈也不是很喜欢我。

治疗师：听起来，预期被别人讨厌或遗弃是你生活中的一个议题，或者用我们的话说就是一种图式（标准 1）。图式是源于我们的生理特性，以及我们小时候没有得到充分满足的核心情感需求（标准 2）。这些图式产生了强烈的情感信念，影响着我们看待自己的方式、我们与他人相处的方式，以及我们对未来的预期（标准 3）。

练习指导
第一步：角色扮演并反馈
• 来访者先说第一个初阶难度的来访者陈述，治疗师根据技术标准做出**即兴回应**。 • 训练者（如果没有训练者，则由来访者）根据技术标准提供**简短**的反馈。 • 来访者重复刚才的陈述，治疗师再次即兴做出回应。训练者（或来访者）给予简短的反馈。
第二步：重复
• 重复第一步，直到完成所有**当前难度级别**（初阶、中阶或高阶）的陈述。

练习指导
第三步：评估并调整难度等级
• 治疗师利用刻意练习反应评估表（见附录 A）来决定是否调整难度级别。
第四步：重复
• 重复第一步至第三步至少 15 分钟。
• 交换角色。

→ 现在轮到你了！按照练习指导中的第一步和第二步进行练习。

请记住：练习的目的是让受训者在使用技术标准且感受真实的情况下，练习如何即兴回应来访者。**本练习的末尾提供了针对每个来访者陈述的治疗师示范回应。在阅读这些示范之前，受训者应尽可能尝试自己独立回应。**

练习 3 的初阶难度来访者陈述
初阶难度来访者陈述 1
[**难过**]我一直都没能维持好关系。我会永远一个人孤单下去的。
初阶难度来访者陈述 2
[**绝望**]我爱过的人要么离开了我，要么死了。建立关系没什么用，它们永远不会持久。
初阶难度来访者陈述 3
[**恼怒**]你怎么能肯定我可以相信你会在这里支持我？还从未发生过这种情况。我知道人都是不可靠的。他们都会承诺说在我遇到困难的时候他们会在那里，但他们根本做不到。

练习 3 的初阶难度来访者陈述

初阶难度来访者陈述 4

[**焦虑**] 我从来不知道我妈妈小时候会是什么心情。反正我学会了做好准备，以防万一哪天她连话都不跟我说了。

初阶难度来访者陈述 5

[**绝望**] 让我放松下来和享受与我的新朋友相处实在太难了。我的生活一直处于被迫收拾烂摊子、从一个地方搬到另一个地方的状态。我知道他们都会改变，而且这只是时间问题，否则我将不得不再次选择离开。

✋ 在进入下一个难度之前，评估并调整难度（参见练习指导中的第三步）。

练习 3 的中阶难度来访者陈述

中阶难度来访者陈述 1

[**难过**] 无论我怎么努力，我似乎都无法让任何人关心我。这就像我来到这个世界上时人们都盼着我长大成人一样，我不得不学会通过埋藏自己的需求来照顾自己。

中阶难度来访者陈述 2

[**绝望**] 我在大多数时候都感到空虚。好像我是一个空洞的人，没有温度，也没有肉体。我没有什么可以给伴侣，我也从来没有感受过被人关心或疼爱。当我还是个孩子的时候就没有人在我身边，现在我更不知道该怎么做才能表达关心了。这让我太不舒服了。

中阶难度来访者陈述 3

[**实事求是**] 小时候，从来没有人给过我任何指导，于是我学会了自己做决定。我意识到这给我的婚姻带来了问题，但我似乎无法告诉妻子我需要什么，因为这对我来说很不自然。

练习 3 的中阶难度来访者陈述

中阶难度来访者陈述 4

[**冷淡**] 我从来没有找到过一个能真正理解或接纳我的人。寻找不可能的事物有什么意义?

中阶难度来访者陈述 5

[**实事求是**] 我总是不得不自己想办法。从我很小的时候起,我就不得不学会在害怕或担心的时候安抚自己。在我家,任何需求的表达都是不被允许的——这要么会让他们烦躁,要么会被他们完全忽略。

✋ 在进入下一个难度之前,评估并调整难度(参见练习指导中的第三步)。

练习 3 的高阶难度来访者陈述

高阶难度来访者陈述 1

[**冷淡**] 嗯,我丈夫离开我了,我对此一点都不觉得意外。他为什么要和我这样的人在一起呢?一旦你真正了解我,就能更理解我的意思了。就连我妈妈也不是很喜欢我。

高阶难度来访者陈述 2

[**沮丧**] 我就是一个缺少了什么东西的人——无论我尝试做什么事都不会成功的。当我还是个蹒跚学步的孩子时,我爸爸就意识到了这一点,所以他从未对我抱有多大的期望,他眼里只有我哥哥。

高阶难度来访者陈述 3

[**愤怒**] 我不妨正视自己是一个失败者这个事实。我从不像我的家人那样有成就感,而他们总是在提醒我这一点。我觉得用“害群之马”这个词来形容我真是太贴切了。

练习 3 的高阶难度来访者陈述
高阶难度来访者陈述 4
[**心力交瘁**] 我觉得你也看到了，我就是一个怪人。你可能从来没有试过和像我这样一团糟的人一起工作吧。就连我的父母也在我 12 岁的时候就放弃我了。
高阶难度来访者陈述 5
[**难过**] 如果我就是一个不值得被爱的人呢？我是说，也许我生来就是一个坏人。按我家人的说法，我肯定是一个难相处的孩子，我从来没有做过正确的事情，还给别人带来了很大的压力。

> ✋ 评估并调整难度（参见练习指导中的第三步）。如果合适，那么请按照指导将练习变得更具挑战性（参见附录 A ）。

治疗师示范回应

请记住：在阅读示范回应之前，受训者应尝试即兴做出自己的回应。**不要逐字逐句地复述以下回应，除非自己无法做出回应！**

练习 3 的治疗师示范回应（针对初阶难度来访者陈述）
对初阶难度来访者陈述 1 的示范回应
听起来你也许是在描述你生活中的一种行为模式或一个议题，它代表了我们所说的图式（标准 1）。图式可以是源于我们的生理特性，以及我们小时候没有得到充分满足的核心情感需求（标准 2）。图式是一种强烈的情感信念，它既影响了我们看待自己的方式，又影响了我们与他人相处的方式，甚至影响了我们对未来的预期（标准 3）。

练习 3 的治疗师示范回应（针对初阶难度来访者陈述）

对初阶难度来访者陈述 2 的示范回应

你的经历体现了一种被称为"图式"的行为模式（标准 1），它是从你小时候未得到满足的需求发展出来的（标准 2）。图式会让你产生一些强烈的信念，这些信念主要针对你自己和你的未来，包括你会相信没有哪段关系能持久（标准 3）。

对初阶难度来访者陈述 3 的示范回应

你的反应是因一种被称为"图式"的行为模式所致（标准 1）。它之所以出现，是因为你小时候的经历和早年的需求在某种程度上未得到满足（标准 2）。这种图式会让你对当前的生活产生强烈的信念和预期，就好比你相信每个人都会离开你一样（标准 3）。

对初阶难度来访者陈述 4 的示范回应

这种焦虑反映了图式的存在（标准 1），它是由于你小时候的正常需求在成长过程中得不到满足而形成的（标准 2）。这种图式会形成你目前对自己和他人的信念（标准 3）。

对初阶难度来访者陈述 5 的示范回应

这种在人际关系中难以获得安全感的行为模式体现了一种图式的存在（标准 1）。这种图式很可能是在你小时候形成的，因为你的早年的需求没有得到满足（标准 2）。图式会让你对自己、对他人以及对未来的预期产生强烈的情感信念（标准 3）。

练习 3 的治疗师示范回应（针对中阶难度来访者陈述）

对中阶难度来访者陈述 1 的示范回应

它听起来像是你生活中的一种行为模式，代表了我们所说的图式（标准 1）。图式是源于我们的生理特性，以及我们小时候没得到满足的核心情感需求（标准 2）。图式是关于自己和他人的强烈的情感信念。它们会影响你对当前关系的预期（标准 3）。

练习 3 的治疗师示范回应（针对中阶难度来访者陈述）

对中阶难度来访者陈述 2 的示范回应

这些感觉和你难以接受他人关心的状态都体现了一种被称为"图式"的行为模式（标准 1）。它的形成是由于你小时候对关怀、滋养和爱的正常需求没有得到满足（标准 2）。从这种未得到满足的需求中，你形成了强烈的情感信念——这就是我们所说的图式的一部分——关于你对自己和他人的信念。正是这样的信念，让你处于这种空虚状态（标准 3）。

对中阶难度来访者陈述 3 的示范回应

这个困难来自我们所说的图式（标准 1）。你在小的时候对于指导的正常需求并没有得到过满足（标准 2），于是你形成了一种图式，其中包含一些强烈的信念，比如关系是怎么发展的，以及你如何在其中把握它（标准 3）。

对中阶难度来访者陈述 4 的示范回应

你所描述的行为模式是一种图式的运作机制（标准 1）。图式是我们小时候的正常需求没得到理解和接纳而形成的（标准 2）。图式会形成你目前对自己和他人的信念，比如有一种信念是这样的：你无法从别人那里得到这些东西（标准 3）。

对中阶难度来访者陈述 5 的示范回应

这就是我们所说的图式的一个例子（标准 1）。你小时候对于情感支持和安抚的需求没有得到满足（标准 2）。而这些经历让你形成了一种图式、一种强烈的情感信念，即没有人会在那里支持你（标准 3）。

练习 3 的治疗师示范回应（针对高阶难度来访者陈述）

对高阶难度来访者陈述 1 的示范回应

认为自己不讨人喜欢似乎是你生活中的一种行为模式或议题——我们称之为图式（标准 1）。图式是源于我们的生理特性，以及我们小时候没有得到充分满足的核心情感需求（标准 2）。这种图式是一种强烈的情感信念，它会让你觉得自己不讨人喜欢，并认为别人也是这么看你的（标准 3）。

对高阶难度来访者陈述 2 的示范回应

这听起来像是一种消极看待自己的行为模式。这是我们所说的图式的一个例子（标准 1），它是由于你小时候的正常需求得不到满足而形成的（标准 2）。这就让你获得了一些关于你自己的强烈的信念，比如认为你不配（标准 3）。

对高阶难度来访者陈述 3 的示范回应

你所描述的你生活中的这种行为模式或议题就是我们所说的图式（标准 1）。当小时候的需求无法得到满足时，比如你得不到积极的反馈和滋养，就会形成图式（标准 2）。图式是关于自己和世界的强烈的情感信念。比如，你的图式会影响你，让你把这种对自己的负面评价当作事实（标准 3）。

对高阶难度来访者陈述 4 的示范回应

这听起来像是一种行为模式，认为自己有缺陷，并认为别人也是这么看的，我们称之为图式（标准 1）。它是由于你小时候对于爱和被重视的正常需求没有得到满足而形成的（标准 2）。这些未得到满足的需求让你产生了一种觉得自己是一个"怪人"的信念（标准 3）。

对高阶难度来访者陈述 5 的示范回应

这个令人痛苦的想法是，你天生就很坏、不讨人喜欢，这正是一个图式的例子（标准 1）。这种图式的形成是由于你小时候对于爱和支持的需求没有得到满足（标准 2）。于是它让你获得了一些片面的信念，认为你小时候的挣扎是你的错，你是有缺陷的（标准 3）。

第 6 章

练习 4：连接未满足的需求、图式和呈现的问题

准备

1. 阅读第 2 章中的说明。

2. 附录 A 中的刻意练习反应评估表和附录 B 中的刻意练习日记表。

技术描述

技术难度等级：初阶

此项技术侧重于将来访者未得到满足的童年需求及相关的图式信念与来访者所呈现的问题联系起来。这是将来访者对自身问题的看法转化成图式疗法概念的开始。在治疗早期建立起这种图式语言可以为来访者提供一个帮助他们理解自身问题的框架，从而促进积极治疗联盟的形成。

在本练习中，治疗师会先向来访者解释其早年的未得到满足的需求在图式形成中的作用，然后建议来访者将这种图式与自己当前生活

中可能存在的问题关联起来。

在本练习中，来访者陈述的每个难度级别都反映了以下三种图式之一：

- 遗弃 / 不稳定图式（初阶难度来访者陈述）；
- 情感剥夺图式（中阶难度来访者陈述）；
- 缺陷 / 羞耻图式（高阶难度来访者陈述）。

了解每种图式的核心组成部分有助于治疗师将来访者未得到满足的需求与他们当前存在的问题联系起来，因此我们接下来会简要说明一下这些图式的定义（有关图式疗法的更多核心概念，请参阅本书的附录 C）。

图式解释

遗弃 / 不稳定图式

这种图式会给人带来一种这样的感觉：你的重要他人无法为你持续提供情感支持、联结、力量或实际的保护，因为他们可能会情绪不稳定、捉摸不定、不可靠或出现反复无常的情况，也可能将不久于人世，抑或因为选择了其他更好的人而抛弃你。

这种图式的形成通常与童年的经历或认为需要提供支持和联结的人情绪不稳定、捉摸不定或不可靠有关。

情感剥夺图式

这种图式会给人带来一种这样的感觉："预期自己对情感支持的

需要得不到他人的充分满足。"（Young et al.，2003，p.14）

这种图式的形成与以下三种主要形式的剥夺有关：

- **养育剥夺**，即缺乏关注、关爱、温暖和陪伴；
- **共情剥夺**，即缺乏理解、倾听、自我表露和彼此分享感受；
- **保护剥夺**，即缺乏来自他人的力量、指导和引导。

缺陷 / 羞耻图式

这种图式会给人带来一种这样的感觉："觉得自己在主要方面是有缺陷的、糟糕的、不受欢迎的、低人一等或无用的，或觉得自己一旦暴露了什么，就不被重要他人喜爱了。"（Young et al.，2003，p.15）这种图式"可能对批评、拒绝和责备过分敏感，在他人面前会感觉不自然、不安全而且爱比较；或对自己觉察到的缺点感到羞耻"（Young et al.，2003，p.15）。

与这种图式相关的未满足的需求包括需要被接受、被表扬，并觉得自己可爱。

技术标准
1. 和来访者确认那些在童年经历中未满足的需求的重要性。
2. 建议来访者将早年的未满足的需求与图式的形成联系起来。
3. 建议来访者将图式与他们成年生活中可能的问题联系起来。

练习范例

范例 1：遗弃 / 不稳定图式

来访者：［难过］我觉得我会孤独终老。由于我爸爸的工作关系，我们家经常搬家。任何事情都无法让我感觉稳定。我感觉自己很难与别人建立友谊，经常感到被冷落。老实说，我觉得我会永远孤单一个人。

治疗师：所有的孩子都需要稳定感——有人可以靠谱且持续地让你依靠及与你建立联结。由于你经历了多次搬家，因此你的这种需求没能得到充分满足（标准 1）。这可能导致你形成了遗弃 / 不稳定图式（标准 2）。当这个图式被激活或当你感到孤独时，它会让你相信你将永远这么孤单（标准 3）。

范例 2：情感剥夺图式

来访者：［难过］这就像我来到这个世界上时人们都盼着我长大成人一样，我从未得到过任何滋养、关注、指导和关爱。在我小的时候，我妈妈就很抑郁，我爸爸则是个工作狂，年幼的我则被他们丢到一旁，这让我总得想办法照顾自己。如今，我似乎无法让任何人关心我，因为我实在很不习惯接受别人的关心。

治疗师：所有的孩子都需要得到滋养、关注、指导和关爱，而这些似乎在你小的时候并不存在（标准 1）。当这些需求得不到满足时，孩子可能会形成情感剥夺图式（标准 2）。你在很小的时候就学会了不能指望你生活中的成年人来满足你的需求，而现在当这个图式被激活时，你就很难接受别人会真正关心你了（标准 3）。

范例 3：缺陷 / 羞耻图式

来访者：［沮丧］我爸爸从未对我抱有多大期望，所以他眼中只有我哥哥。当我难过的时候，他总是喜欢拿我开玩笑。他说我很弱小，而且没有我哥哥聪明，他让我觉得我就是个失败者。我认为他说的可能都是对的，无论我试着做什么事都不会成功。

治疗师：所有的孩子都需要被接受、被表扬，并让他们觉得自己是可爱的。遗憾的是，这些重要的需求在你小的时候好像没有得到过满足（标准 1）。一旦发生这种情况，孩子就可能会形成缺陷 / 羞耻图式（标准 2）。今天，当这个图式被激活时，它会激起你强烈的痛苦情绪，其潜在的信念是你觉得自己不够好，也不值得被爱或被关注。在这些体验和这个图式的作用下，你说你觉得自己无论试着做什么事都不会成功就不难理解了（标准 3）。

练习指导
第一步：角色扮演并反馈
• 来访者先说第一个初阶难度的来访者陈述，治疗师根据技术标准做出**即兴**回应。 • 训练者（如果没有训练者，则由来访者）根据技术标准提供**简短**的反馈。 • 来访者重复刚才的陈述，治疗师再次即兴做出回应。训练者（或来访者）给予简短的反馈。
第二步：重复
• 重复第一步，直到完成所有**当前难度级别**（初阶、中阶或高阶）的陈述。
第三步：评估并调整难度等级
• 治疗师利用刻意练习反应评估表（见附录 A）来决定是否调整难度级别。

练习指导

第四步：重复

- 重复第一步至第三步至少 15 分钟。
- 交换角色。

⇒ 现在轮到你了！按照练习指导中的第一步和第二步进行练习。

请记住：练习的目的是让受训者在使用技术标准且感受真实的情况下，练习如何即兴回应来访者。**本练习的末尾提供了针对每个来访者陈述的治疗师示范回应。在阅读这些示范之前，受训者应尽可能尝试自己独立回应。**

练习 4 的初阶难度来访者陈述

初阶难度来访者陈述 1

[**难过**] 我觉得我会孤独终老。由于我爸爸的工作关系，我们家经常搬家。任何事情都无法让我感觉稳定。我感觉自己很难与别人建立友谊，经常感到被冷落。老实说，我觉得我会永远孤单一个人。

初阶难度来访者陈述 2

[**绝望**] 我爱过的人要么离开我了，要么死了。就算建立关系也没什么用。

初阶难度来访者陈述 3

[**恼怒**] 我知道人都是不可靠的。我爸爸承诺过他会永远在我身边的，但是当我还是个孩子的时候，他就从我的生活中消失了。人们都会承诺说当我困难的时候他们会在那里，但他们根本做不到。

练习 4 的初阶难度来访者陈述

初阶难度来访者陈述 4

[**焦虑**] 我从来都不知道小时候我妈妈会是什么心情。反正我学会了做好准备，以防万一哪天她连话都不跟我说了。直到今天，我仍然担心人们会变得捉摸不定。老实说，我想这就是我来见你时会这么紧张的原因。

初阶难度来访者陈述 5

[**绝望**] 让我自己放松与我的新朋友好好相处实在太难了。我的生活一直处于被迫收拾烂摊子、从一个地方搬到另一个地方的状态。我知道他们会改变，而且只是时间问题，否则我将不得不再次选择离开。

✋ 在进入下一个难度之前，评估并调整难度（参见练习指导中的第三步）。

练习 4 的中阶难度来访者陈述

中阶难度来访者陈述 1

[**难过**] 这就像我来到这个世界上时人们都盼着我长大成人一样，我从未得到过任何滋养、关注、指导和关爱。在我小的时候，我妈妈就很抑郁，我爸爸则是个工作狂，年幼的我被他们丢到一旁，这让我总得想办法照顾自己。如今，我似乎无法让任何人关心我，因为我实在很不习惯接受别人的关心。

中阶难度来访者陈述 2

[**绝望**] 我从来没有找到一个能真正理解或接纳我的人。寻找不可能的事物有什么意义？

练习 4 的中阶难度来访者陈述

中阶难度来访者陈述 3

[实事求是] 小时候，从来没有人给过我任何指导，于是我学会了自己做决定。我意识到这给我的婚姻带来了问题，但我似乎无法告诉我的妻子我需要什么，因为这对我来说很不自然。

中阶难度来访者陈述 4

[难过] 我没有什么可以给伴侣的，我也从来没有感受过被人关心或疼爱。当我还是个孩子的时候就没有人在我身边，现在我更不知道该怎么做才能表达出关心了。这让我太不舒服了。

🤚 在进入下一个难度之前，评估并调整难度（参见练习指导中的第三步）。

练习 4 的高阶难度来访者陈述

高阶难度来访者陈述 1

[实事求是] 我总是不得不自己想办法。从我很小的时候起，我就不得不学会在害怕或担心的时候安抚自己。在我家，任何需求的表达都是不被允许的。表达需求这件事要么让他们烦躁，要么会被他们完全忽略。

高阶难度来访者陈述 2

[沮丧] 我爸爸从未对我抱有多大期望，所以他眼中只有我哥哥。当我难过的时候，他总是喜欢拿我开玩笑。他说我很弱小，而且没有我哥哥聪明，他让我觉得我就是个失败者。我认为他说的可能都是对的，无论我试着做什么事都不会成功。

练习 4 的高阶难度来访者陈述

高阶难度来访者陈述 3

[**抑郁**] 嗯，我丈夫离开我了，对此我一点都不觉得意外。他为什么要和我这样的人在一起呢？一旦你真正了解我，你就会更理解我的意思了。就连我妈妈也不是很喜欢我。

高阶难度来访者陈述 4

[**愤怒**] 我不妨正视自己是个失败者这个事实。我从来没有像我的家人那样有成就感，而他们总是在提醒我这一点。有个成语叫"害群之马"，我觉得这个成语非常适合我。

高阶难度来访者陈述 5

[**心力交瘁**] 我是一个怪人，我知道你也看到了。你可能从来没有试过和像我这样一团糟的人一起工作吧。就连我的父母也在我 12 岁的时候就放弃我了。

高阶难度来访者陈述 6

[**难过**] 如果我就是一个不值得被爱的人呢？我是说，也许我生来就是一个坏人。按我家人的说法，我肯定是一个难相处的孩子，我从来没有做过正确的事情。

✋ 评估并调整难度（参见练习指导中的第三步）。如果合适，那么请按照指导将练习变得更具挑战性（参见附录 A）。

治疗师示范回应

请记住：在阅读示范回应之前，受训者应尝试即兴做出自己的回应。**不要逐字逐句地复述以下回应，除非自己无法做出回应！**

练习 4 的治疗师示范回应（针对初阶难度来访者陈述）

对初阶难度来访者陈述 1 的示范回应

所有的孩子都需要稳定感——有人可以靠谱且持续地让你依靠以及与你建立联结。由于你经历了多次搬家，因此你的这种需求没能得到充分满足（标准 1）。这可能导致了你形成了遗弃 / 不稳定图式（标准 2）。当这个图式被激活或当你感到孤独时，它会让你相信你将永远这么孤单（标准 3）。

对初阶难度来访者陈述 2 的示范回应

每个孩子都需要知道，他可以依靠一个靠谱且稳定的人、一个不会离开自己的人（标准 1）。由于你遭受过那些丧失，导致这一需求无法得到满足，因此你形成了遗弃 / 不稳定图式（标准 2）。今天建立新关系的想法激活了这种图式，而你觉得它毫无用处（标准 3）。

对初阶难度来访者陈述 3 的示范回应

每个孩子都需要感受到有人会为他而存在，一个令他可以依靠的人、一个不会离开自己的人（标准 1）。在你早年的生活经历中，由于你爸爸没能信守承诺，使得你形成了遗弃 / 不稳定的图式（标准 2）。因此，很难想象当这个图式被激活时，你会真的相信有人能在那里为你而存在（标准 3）。

对初阶难度来访者陈述 4 的示范回应

每个孩子都需要他的父母保持稳定、在场和同频（标准 1）。由于你妈妈情绪捉摸不定，因此你形成了一种被称作遗弃 / 不稳定的图式（标准 2）。这个图式的激活会让你觉得好像连我也可能不靠谱，我也可能会离开你（标准 3）。

练习 4 的治疗师示范回应（针对初阶难度来访者陈述）

对初阶难度来访者陈述 5 的示范回应

所有的孩子都需要稳定感——有人可以持续地让你依靠和建立联结（标准 1）。由于你小时候经历了频繁的搬家，遭受了各种丧失，所有这一切让你的这个需求没能得到充分满足，因此让你形成了遗弃 / 不稳定的图式（标准 2）。当这个图式此刻被激活时，你就会认为你的关系有一天终将结束，无法避免（标准 3）。

练习 4 的治疗师示范回应（针对中阶难度来访者陈述）

对中阶难度来访者陈述 1 的示范回应

所有的孩子都需要得到滋养、关注、指导和关爱，而这些似乎在你小的时候并不存在（标准 1）。当这些需求得不到满足时，孩子可能会形成情感剥夺图式（标准 2）。你在很小的时候就学会了不能指望你生活中的成年人满足你的需求，而现在当这个图式被激活时，你就很难接受别人会真正关心你了（标准 3）。

对中阶难度来访者陈述 2 的示范回应

所有的孩子都需要感受到自己被理解和被接纳（标准 1）。如果这种需求在小时候得不到满足，就会形成情感剥夺图式（标准 2）。当这个图式此刻被激活时，你就会觉得自己不值得尝试与任何人建立联结，因为你相信他们也看不到你或不接纳你（标准 3）。

对中阶难度来访者陈述 3 的示范回应

每个孩子都需要得到照料者的引导和支持，这能让孩子做好准备去建立联结，并成为一个独立自主的人（标准 1）。由于在你早年的生活中缺乏这样的引导，因此形成了情感剥夺图式（标准 2）。当这个图式在你的婚姻中被激活时，它就会让你纠结于表达自己的需要（标准 3）。

练习 4 的治疗师示范回应（针对中阶难度来访者陈述）

对中阶难度来访者陈述 4 的示范回应

每个孩子都需要感受到自己被看见、被爱和被关心，都需要得到珍视，因为每个孩子都是独一无二的（标准 1）。对你来说，由于这一需求没有得到充分满足，因此形成了情感剥夺图式——这是一种强烈的情感信念，认为自己无法指望任何人给自己爱和关心（标准 2）。现在，当有人在你需要的情况下表现出关心时，图式就会被激活，让你感到困扰和不舒服（标准 3）。

练习 4 的治疗师示范回应（针对高阶难度来访者陈述）

对高阶难度来访者陈述 1 的示范回应

每个孩子都需要知道自己的感受很重要，当他高兴、害怕、生气或难过时，他需要被接纳和关爱（标准 1）。当你害怕或担心时，会觉得自己好像做错了什么似的，从而形成了缺陷/羞耻图式（标准 2）。由于你早年生活的那些经历，使得当这个图式被激活时，你可能会觉得无法表达自己的感受，也无法获得别人的安抚（标准 3）。

对高阶难度来访者陈述 2 的示范回应

每个孩子都需要被接受、被表扬，并让他们觉得自己是可爱的。遗憾的是，这些重要的需求似乎在你小的时候没有得到过满足（标准 1）。一旦发生这种情况，孩子就可能会形成缺陷/羞耻图式（标准 2）。今天，当这个图式被激活时，它会激起你强烈的痛苦情绪，其潜在的信念是你觉得自己不够好，也不值得被爱或被关注。在这些体验和这个图式的作用下，你说你觉得自己无论试着做什么事都不会成功就不难理解了（标准 3）。

对高阶难度来访者陈述 3 的示范回应

每个孩子都需要知道自己是可爱的（标准 1）。由于你和你妈妈有着那样的相处经历，导致这一需求无法得到满足，这可能会让你形成了缺陷/羞耻图式（标准 2）。现在，这个图式被激活了，你为你丈夫做的决定承担责任，这就像你小时候被教导的那样，要相信这一切都是合理的（标准 3）。

练习 4 的治疗师示范回应（针对高阶难度来访者陈述）

对高阶难度来访者陈述 4 的示范回应

每个孩子都需要感受到自己是可爱的和被接纳的，而且不需要以满足任何条件为前提，也不需要作为和谁竞争或证明自己的结果（标准1）。让你觉得自己不如家人的经历导致你形成了缺陷 / 羞耻图式（标准2）。当这个图式被激活时，你可能就会因为相信自己是一个"失败者"而感到挣扎，认为自己不够好（标准3）。

对高阶难度来访者陈述 5 的示范回应

所有的孩子都需要感受到来自照料者的爱和接纳（标准1）。而在你很小的时候就被认为是不被接纳的，这使你形成了缺陷 / 羞耻图式（标准2）。当这个图式被激活时，即使你是在与我互动，它也会让你觉得自己表现得不够好，令人无法接受（标准3）。

对高阶难度来访者陈述 6 的示范回应

所有的孩子生来都是天真无邪和脆弱的，都需要并且有权得到爱和照顾。没有哪个孩子生来就是坏人（标准1）。由于在你早年的生活中这种需求得不到满足，因此你形成了缺陷 / 羞耻图式（标准2）。这会让你一辈子都觉得自己不值得被爱，就像你做错了什么一样（标准3）。

第 7 章

练习 5：适应不良图式模式的心理教育

准备

1. 阅读第 2 章中的说明。

2. 附录 A 中的刻意练习反应评估表和附录 B 中的刻意练习日记表。

技术描述

技术难度等级：中阶

此项技术侧重于向来访者介绍图式模式的概念。简单地说，它被定义为一个人当前的情绪、认知、行为和生物神经状态。换言之，相较而言，模式是瞬间变化的状态，图式则更接近稳定的状态。模式既可以是适应不良的，又可以是健康和适应良好的。适应不良的模式是自我缺乏整合的部分，它们往往在多个适应不良的图式被激活时出现。适应不良模式的特征是强烈的悲伤或痛苦的情绪、严厉和 / 或批判性的想法与内容、有问题或极端的行为。对于治疗师来说，关键在于当这些特征出现时要指出是模式被触发或模式间发生了快速的切换，以便来访者能够意识到它们。这种意识是在图式治疗模型中朝着健康的改变迈出的重要的一小步。

在本项练习中，治疗师要根据以下技术标准对每个来访者陈述做出即兴回应。

- 开始干预，让你的来访者意识到适应不良的图式模式被触发了。被触发的模式往往是通过来访者的紧张情绪、没有联结感或极端批判性想法的出现而被看见的。
- 向来访者介绍图式模式的基础知识。除了这点外，再加上介绍过的图式本身（参见练习 2 和练习 3），都为来访者提供了他产生强烈反应和感受体验的理由，否则他可能会觉得难以理解。

技术标准
1. 指出来访者的行为，让他意识到适应不良的模式已被触发。 2. 根据图式被激活时所触发的自我或瞬时状态的一部分，解释图式模式的基本定义。

练习范例

范例 1

来访者：［绝望］我整个周末都在等我男朋友的电话。他的拒绝让我太没面子了。我越说越觉得自己一文不值。

治疗师：听起来你现在感受到了强烈的绝望（标准 1）。这是我们所说的模式的一个例子。模式是当我们的图式被激活时所触发的情绪、认知或行为状态（标准 2）。

范例 2

来访者： ［**自我批评**］我还没有为这次面试做好准备，但我真的需要这份工作。我在想什么呢？我会出洋相的。我是怎么回事？

治疗师： 你的一部分正以一种对你没有任何帮助的方式严厉地批评你（标准 1）。这部分就是我们所说的图式模式。每种模式都是你的一部分，它是在你小的时候形成的，在那时，就已经产生关于你的负面声音了（标准 2）。

范例 3

来访者： ［**愤怒**］每当我想到自己小时候如此缺乏安全感时，我心里的火就蹭一下地窜上来了。我觉得他们对待我的方式就是犯罪。这太不公平了！我父母应该去坐牢！

治疗师： 这听起来像是你感受到了小时候无法表达的强烈愤怒（标准 1）。这就是我们所说的图式模式，它的触发是针对图式所做出的反应，图式则是被你儿时记忆中没有得到满足的需求激活的（标准 2）。

练习指导
第一步：角色扮演并反馈

- 来访者先说第一个初阶难度的来访者陈述，治疗师根据技术标准做出**即兴**回应。
- 训练者（如果没有训练者，则由来访者）根据技术标准提供**简短**的反馈。
- 来访者重复刚才的陈述，治疗师再次即兴做出回应。训练者（或来访者）给予简短的反馈。

练习指导
第二步：重复
• 重复第一步，直到完成所有**当前难度级别**（初阶、中阶或高阶）的陈述。
第三步：评估并调整难度等级
• 治疗师利用刻意练习反应评估表（见附录 A）来决定是否调整难度级别。
第四步：重复
• 重复第一步至第三步至少 15 分钟。 • 交换角色。

→ 现在轮到你了！按照练习指导中的第一步和第二步进行练习。

请记住：练习的目的是让受训者在使用技术标准且感受真实的情况下，练习如何即兴回应来访者。**本练习的末尾提供了针对每个来访者陈述的治疗师示范回应。在阅读这些示范之前，受训者应尽可能尝试自己独立回应。**

练习 5 的初阶难度来访者陈述
初阶难度来访者陈述 1
[**绝望**] 我整个周末都在等我男朋友的电话。他的拒绝让我太没面子了。我越说越觉得自己一文不值。
初阶难度来访者陈述 2
[**难过**] 当我还是个孩子的时候，我就从来没有感觉到自己被爱过，或者那种我对任何人来说都很重要的感觉。一想起这一点，我就有一种可怕的沉重感。

练习5的初阶难度来访者陈述

初阶难度来访者陈述3

[**愤怒**] 每当我想到自己小时候如此缺乏安全感时，我心里的火就蹭一下地窜上来了。我觉得他们对待我的方式就是犯罪。这太不公平了！我父母应该去坐牢！

初阶难度来访者陈述4

[**愤怒**] 今天又没有人叫我一起吃午饭。当我的同事们讨论午饭吃什么时，完全把我当成了透明人。你知道吗？谁会在乎他们啊？！他们都很无聊，而且也不是一群有趣的人。他们只是在嫉妒我而已！

初阶难度来访者陈述5

[**绝望**] 我不知道我为什么会期待这次约会可以顺利进行。我应该接受我是一个失败者、没人愿意和我在一起的事实。就连我妈妈也不是很喜欢我，说我令人失望。

✋ 在进入下一个难度之前，评估并调整难度（参见练习指导中的第三步）。

练习5的中阶难度来访者陈述

中阶难度来访者陈述1

[**自我批评**] 我还没有为这次面试做好准备，但我真的需要这份工作。我在想什么呢？我会出洋相的。我是怎么回事？

中阶难度来访者陈述2

[**自我贬低**] 离婚后我一直感到沮丧，但我知道我是在小题大做，表现得像个怨妇。我应该能够继续我的生活。

练习 5 的中阶难度来访者陈述

中阶难度来访者陈述 3

[**沮丧**] 很难相信我 30 年来最好的朋友下个月真的要搬到那么远的地方去了。我无法想象，如果没有她的坚定支持，我的生活会变成什么样。这就像我爸爸多年前离开了我们一样。

中阶难度来访者陈述 4

[**愤怒**] 我告诉过你我没有感觉，我不知道你为什么一直问我的感觉。这些情绪化的东西不适合我，我很忙。

中阶难度来访者陈述 5

[**冷静**] 我真的不确定我为什么会在这里。我真的不能为自己设定任何目标。[**突然自我批评**] 我真是个人渣。我爸爸是对的，我是个废物。

> 在进入下一个难度之前，评估并调整难度（参见练习指导中的第三步）。

练习 5 的高阶难度来访者陈述

高阶难度来访者陈述 1

[**愤怒**] 我真不敢相信你要选择在这个月休假，让我面对这么大的压力，而且我又是这么的孤单。你还说你在乎我，但你和其他人没什么区别。我讨厌你。

高阶难度来访者陈述 2

[**积极**] 我从我们的会谈中学到了很多，我在这里感到很安全。[**突然焦虑**] 但也许我变得太依赖你了，为什么我们不把会谈改成一个月一次呢？

练习 5 的高阶难度来访者陈述
高阶难度来访者陈述 3
[**害怕**] 我很担心我也会把你赶走，就像我生命中的其他人一样。[**突然自我批评**] 你一定受够我了。我知道我是取得了一些进步，但我还不够努力。我所做的一切就是在抱怨我的生活。
高阶难度来访者陈述 4
[**受到惊吓**] 昨晚我做了一个可怕的噩梦，梦见曾性侵过我的表哥就在我家门口。我一整天都感到害怕，提心吊胆的。[**突然变得情绪低落下来**] 哦……好像是我犯傻了，那都是好几年以前的事了，我没理由再对这个有什么感觉。我还是别小题大作了。
高阶难度来访者陈述 5
[**内疚**] 我很想在周六的时候晚一点睡，然后享受和我丈夫在一起的时光，但如果我不一大早给我妈妈打电话，她就会变得非常抑郁。她真的很需要我，而且一直都是。我现在一说起这个就觉得很内疚。

✋ 评估并调整难度（参见练习指导中的第三步）。如果合适，那么请按照指导将练习变得更具挑战性（参见附录 A）。

治疗师示范回应

请记住：在阅读示范回应之前，受训者应尝试即兴做出自己的回应。**不要逐字逐句地复述以下回应，除非自己无法做出回应！**

练习 5 的治疗师示范回应（针对初阶难度来访者陈述）
对初阶难度来访者陈述 1 的示范回应
听起来你现在感受到了强烈的绝望（标准 1）。这是我们所说的模式的一个例子。模式是当我们的图式被激活时所触发的情绪、认知或行为状态（标准 2）。
对初阶难度来访者陈述 2 的示范回应
所以当你回忆你的童年时，此刻的你真的感受到了这些痛苦的情绪（标准 1）。这就是我们所说的模式被触发的一个例子（标准 2）。
对初阶难度来访者陈述 3 的示范回应
这听起来像是你感受到了小时候无法表达的强烈愤怒（标准 1）。这就是我们所说的图式模式，它的触发是针对图式所做出的反应，而图式则是被你儿时记忆中没有得到满足的需求激活的（标准 2）。
对初阶难度来访者陈述 4 的示范回应
当你描述这件事时，我真的能听见你的愤怒（标准 1）。这就是我们所说的图式模式。模式是在图式被激活时触发的，它是针对触发事件所做出的反应（标准 2）。
对初阶难度来访者陈述 5 的示范回应
这听起来真的很刺耳，这么评判自己太极端了（标准 1）。我觉得有一种模式被触发了——当你感觉自己不那么完美时，你的这部分就出现了，一个图式被激活了（标准 2）。

练习 5 的治疗师示范回应（针对中阶难度来访者陈述）
对中阶难度来访者陈述 1 的示范回应
你的一个部分正以一种对你没有任何帮助的方式严厉地批评你（标准 1）。这部分就是我们所说的图式模式。每种模式都是你的一部分，它是在你的小时候形成的，在那时就已经产生关于你的负面声音了（标准 2）。

练习 5 的治疗师示范回应（针对中阶难度来访者陈述）

对中阶难度来访者陈述 2 的示范回应

我听见你的一部分会严厉地评判你（标准 1）。这部分就是我们所说的图式模式。它是从一个人小时候未得到满足的需求发展而来的（标准 2）。

对中阶难度来访者陈述 3 的示范回应

我注意到，当你向我描述这件事时，你看起来很沮丧，而且这也让你想起了更早时候你所经历的丧失（标准 1）。我认为你这是切换到了自己的另一个部分——一种图式模式，它是在你小的时候形成的，而那时的你正与丧失做斗争（标准 2）。

对中阶难度来访者陈述 4 的示范回应

我注意到你变得有点生气（标准 1）。这愤怒的一面可能是一种图式模式，你自己的一部分会跳出来保护你，以免你暴露弱点。这可能是你在小时候学到的一种处理情绪的方法（标准 2）。

对中阶难度来访者陈述 5 的示范回应

听上去你正处于一种非常自责的状态（标准 1）。这可能是一种图式模式，而这是你小时候学到的一种做法（标准 2）。

练习 5 的治疗师示范回应（针对高阶难度来访者陈述）

对高阶难度来访者陈述 1 的示范回应

我能看得出，当你想到我不在的时候有多么的沮丧和孤单（标准 1）。这种反应是一种图式模式，每当你感觉到可能会失去一段重要的关系时，就会触发这种模式。它是你的一部分，也是对你被激活的图式做出的一种反应（标准 2）。

对高阶难度来访者陈述 2 的示范回应

你似乎害怕亲密（标准 1）。我觉得你切换到了一种我们所说的图式模式的状态。这种模式是你害怕和避免亲密的一部分，而且会在你的图式被激活时触发（标准 2）。

练习 5 的治疗师示范回应（针对高阶难度来访者陈述）
对高阶难度来访者陈述 3 的示范回应
我听见你对自己的评判很严厉，而且很挑剔（标准 1）。我认为当与自我批评有关的图式被激活时，你的那一部分就被触发了。我们把这种被触发的反应称为图式模式（标准 2）。
对高阶难度来访者陈述 4 的示范回应
看起来你像是在批评自己有感觉（标准 1）。你严厉的这个部分是一种图式模式。当你有一些与有感觉相关的图式被激活时，它就触发了（标准 2）。
对高阶难度来访者陈述 5 的示范回应
你想要有一点属于自己的时间，这听起来是一个合理的愿望，但你对此却有很大的内疚感（标准 1）。这可能是你与你妈妈在早年生活的关系中形成的一种图式模式。每当你的图式被激活时，相应的图式模式就像你的一部分那样被触发了（标准 2）。

第 8 章

练习 6：觉察适应不良应对模式的切换

准备

1. 阅读第 2 章中的说明。

2. 附录 A 中的刻意练习反应评估表和附录 B 中的刻意练习日记表。

技术描述

技术难度等级：中阶

适应不良应对模式是图式模式的一种特殊类型。触发这些模式是为了应对图式激活所带来的困难体验。例如，来访者可能会突然抽离因图式而引发的痛苦情绪，"切换"到回避的适应不良应对模式。当来访者出现以下表现时，可能意味着他在此刻正处于一种适应不良应对模式的状态：面部表情和语气突然发生变化、情绪迅速阻断、变得安静或耸耸肩，以及转移视线或突然变得愤怒或沮丧（也包括针对治疗师的情绪）等。

来访者可能会发现他很难意识到自己应对模式的触发或模式的切换，因为这些切换往往发生得很快，而且主要是在无意识的状态下发生的。因此，治疗师需要经常提醒来访者注意模式切换的发生。本项练习的重点是指出和询问来访者在会谈过程中出现的应对模式的切换情况。本项练习中所有的来访者陈述都属于突然切换为适应不良应对模式的情况（有关适应不良应对模式的完整内容，请参见附录C）。治疗师应该通过回应提醒来访者觉察模式切换，并以探索性的方式询问。

技术标准
1. 指出来访者行为上的变化或情绪反应。
2. 评估来访者识别这种变化的能力。
3. 尽可能地让来访者感受到被触发的应对模式（此时治疗师不需要进一步识别所触发的应对模式具体属于哪种类型）。

练习范例

范例 1

来访者：[难过] 是啊，我最近感觉更孤单了……[抽离出来，切换到分离保护者模式] 不过这也没那么重要，我不在乎。我只想谈谈我马上要参加的求职面试。

治疗师：我注意到你开始有反应了，然后你停了下来，接着开始转换话题（标准1）。你意识到这一点了吗（标准2）？这可能是你的应对模式（标准3）。

范例 2

来访者：［沮丧］是啊，我还在为离婚而难过……［**愤怒，切换到恐吓与威胁模式**］但我不知道你为什么一直问我前妻离开时我的感受。那都是很久以前的事了，我看不出这和现在有什么关系。你的口气开始像二流的费尔医生^①了。

治疗师：我注意到，当你意识到自己的痛苦和伤害时，你会把话题转移到我身上，告诉我你在我身上看到的不足之处（标准1）。这似乎像是你想通过伤害我的感情来转移你对自己受伤感受的注意力。你意识到这一点了吗（标准2）？此刻应对模式是否有可能已占了上风？（标准3）。

范例 3

来访者：［害怕］我知道你一定厌倦了我的抱怨和愤怒，我担心你会考虑把我转介给另一个治疗师。［**生气，切换到愤怒保护者模式**］这并不奇怪，真的。这就是我人生的故事，没人会真的在乎。你和其他人没什么区别，你还说你在乎我，可你也不会信守承诺的，你还是会离开我的。

治疗师：你开始告诉我你的恐惧，然后你转而表达了许多愤怒（标准1）。你意识到刚刚发生了什么吗（标准2）？我认为是一种应对模式被触发了，这让我感受不到你的恐惧（标准3）。

---

① 费尔医生是一档真人秀节目的主角。

练习指导
第一步：角色扮演并反馈
• 来访者先说第一个初阶难度的来访者陈述，治疗师根据技术标准做出**即兴**回应。
• 训练者（如果没有训练者，则由来访者）根据技术标准提供**简短**的反馈。
• 来访者重复刚才的陈述，治疗师再次即兴做出回应。训练者（或来访者）给予简短的反馈。
第二步：重复
• 重复第一步，直到完成所有**当前难度级别**（初阶、中阶或高阶）的陈述。
第三步：评估并调整难度等级
• 治疗师利用刻意练习反应评估表（见附录 A）来决定是否调整难度级别。
第四步：重复
• 重复第一步至第三步至少 15 分钟。
• 交换角色。

→ 现在轮到你了！按照练习指导中的第一步和第二步进行练习。

请记住：练习的目的是让受训者在使用技术标准且感受真实的情况下，练习如何即兴回应来访者。**本练习的末尾提供了针对每个来访者陈述的治疗师示范回应。在阅读这些示范之前，受训者应尽可能尝试自己独立回应。**

练习 6 的初阶难度来访者陈述
初阶难度来访者陈述 1
[**难过**] 当我的朋友在最后一刻打电话来取消我们的计划时，我真的很难过，流了几滴眼泪。[**乐观，切换到回避保护者模式**] 我不知道我为什么会有这么大的反应，这真的没什么大不了的。
初阶难度来访者陈述 2
[**愤怒**] 我被骗了，因为我没有机会真正了解我爸爸。[**不屑一顾，切换到愤怒保护者模式**] 我真的没有失去任何东西——他就是个混蛋。
初阶难度来访者陈述 3
[**难过**] 当我还是个孩子的时候，我就从来没有感觉到自己被爱过，也没有那种我对任何人来说都很重要的感觉。[**迷茫，切换到分离保护者模式**] 这是你问我的问题吗？我的脑子一片空白。
初阶难度来访者陈述 4
[**难过**] 今天又没有人叫我一起吃午饭。当我的同事们讨论午饭吃什么时，完全把我当成了透明人。[**愤怒，切换到自我夸大者模式**] 你知道吗？谁会在乎他们啊？！他们都很无聊，而且也不是一群有趣的人。他们只是在嫉妒我而已！
初阶难度来访者陈述 5
[**愤怒**] 每当我想到自己小时候如此缺乏安全感时，我心里的火就蹭一下地窜上来了。我觉得他们对待我的方式就是犯罪。[**情绪低落，切换到分离保护者模式**] 但我想是我太敏感了。那些杀不死你的，终将使你更强大。

🤚 在进入下一个难度之前，评估并调整难度（参见练习指导中的第三步）。

练习 6 的中阶难度来访者陈述
中阶难度来访者陈述 1
［乐观］我真的很期待和我朋友下周的聚会。［**绝望，切换到回避保护者模式**］我不知道为什么我会觉得自己会有一段美好的时光。先是做好准备，然后又体验失望，这很不值当。
中阶难度来访者陈述 2
［中立］你的意思是我的女朋友把我甩了是我的错，就因为我没有满足她所有的需要吗？［**愤怒，切换到恐吓与威胁模式**］这是我的错吗？我开始怀疑你根本不是一位合格的治疗师。
中阶难度来访者陈述 3
［难过］这个月我感觉自己真的很低落，但自杀是怎么回事？我没提过任何关于自杀的事啊。［**愤怒，切换到恐吓与威胁模式**］你一定是把我和你的其他来访者搞混了吧。你就不能搞清楚一点吗？你这水平有待提高啊！
中阶难度来访者陈述 4
［焦虑］我突然感到心跳加速，我想起了与我们班的"小霸王"单独在操场上的情境。［**平淡，切换到分离保护者模式**］哇，画面消失了。我不知道那是什么，但它现在已经不见了。
中阶难度来访者陈述 5
［害怕］你真的认为你能帮到我吗？我会发生什么事？我会永远孤单一个人吗？［**乐观，切换到寻求称赞者模式**］但我不该有这些疑问。你是一位很好的治疗师，我知道你是能够帮到我的。我很幸运你愿意和我一起工作。

✋ 在进入下一个难度之前，评估并调整难度（参见练习指导中的第三步）。

练习 6 的高阶难度来访者陈述
高阶难度来访者陈述 1
[**积极**] 我真的很期待这次会谈，为了准时到这里，我今天提前出门了。[**愤怒，切换到自我夸大者模式**] 在你的那该死的停车场，我费了好大劲才找到一个停车位。那个停车场显然没有足够的空间给你所有的来访者啊！我会认为，我都给你付这么多钱了，你就要相应地确保我总能有地方可以停车。
高阶难度来访者陈述 2
[**沮丧**] 是啊，我还在为离婚而难过……[**愤怒，切换到恐吓与威胁模式**] 但我不知道你为什么一直问我前妻离开时我的感受。那都是很久以前的事了，我看不出这和现在有什么关系。你的口气开始像二流的费尔医生了。
高阶难度来访者陈述 3
[**积极**] 我从我们的会谈中学到了很多，我在这里感觉很安全。[**焦虑，切换到回避保护者模式**] 但也许我变得太依赖你了，为什么我们不把会谈改成一个月一次呢？
高阶难度来访者陈述 4
[**焦虑**] 没有人可以真的让你依靠，也没有人能够真正改变。我看不出站在我的过去看问题有什么意义，只不过是看到了无穷无尽的伤害和失望而已。[**平淡，切换到完美主义的过度控制者模式**] 我一个人其实挺好的。我只需要继续努力，不需要依靠任何人，所有的一切都靠我自己。我会过得更好的。
高阶难度来访者陈述 5
[**受到惊吓**] 昨晚我做了一个可怕的噩梦，梦见曾性侵过我的表哥就在我家门口。我一整天都感到害怕，提心吊胆的。[**突然变得情绪低落下来，切换到分离保护者模式**] 哦……好像是我犯傻了，那都是好几年以前的事了，我没理由再对这个有什么感觉。我还是别小题大作了。

评估并调整难度（参见练习指导中的第三步）。如果合适，那么请按照指导将练习变得更具挑战性（参见附录 A）。

治疗师示范回应

请记住：在阅读示范回应之前，受训者应尝试即兴做出自己的回应。**不要逐字逐句地复述以下回应，除非自己无法做出回应！**

练习 6 的治疗师示范回应（针对初阶难度来访者陈述）
对初阶难度来访者陈述 1 的示范回应
我注意到，当你描述自己有多难过时，你开始有反应，然后你停了下来，接着开始减少这种难过情绪的蔓延（标准 1）。你意识到自己在这样做吗（标准 2）？这可能是你的应对模式（标准 3）。
对初阶难度来访者陈述 2 的示范回应
我注意到你听起来有那么一段时间是很生气的，然后你转变了态度，对你所分享的感受不屑一顾（标准 1）。你意识到这种切换了吗（标准 2）？我认为这是一种应对模式被触发了（标准 3）。
对初阶难度来访者陈述 3 的示范回应
我注意到，就在你告诉我这段痛苦的童年经历之后，你看起来相当迷茫，还有些混乱（标准 1）。你意识到这一点了吗（标准 2）？这有可能是你的应对模式被触发了（标准 3）。
对初阶难度来访者陈述 4 的示范回应
我注意到，一旦你开始感到难过，就会转变成愤怒，开始贬低你的同事（标准 1）。你意识到这一点了吗（标准 2）？在我看来，这是一种应对模式被触发了（标准 3）。

练习 6 的治疗师示范回应（针对初阶难度来访者陈述）

对初阶难度来访者陈述 5 的示范回应

你有没有注意到，当你停下来感受童年的痛苦时，你很快就会把它减小到最低（标准 1 和 2）？我认为这是一种应对模式占了上风，这样你就不会感觉到痛苦（标准 3）。

练习 6 的治疗师示范回应（针对中阶难度来访者陈述）

对中阶难度来访者陈述 1 的示范回应

你听起来对聚会很兴奋，然后又变得绝望和悲观（标准 1）。你注意到了吗（标准 2）？我认为你切换成应对模式是为了保护自己，不让自己失望（标准 3）。

对中阶难度来访者陈述 2 的示范回应

你有没有注意到，你一开始对分手是持中立态度的，但后来又开始生我的气了（标准 1）？你能感受到这一点吗（标准 2）？也许是这么做分散了你对痛苦的注意力？感觉像是触发了一种应对模式（标准 3）。

对中阶难度来访者陈述 3 的示范回应

你意识到刚才发生了什么事吗（标准 2）？你先是声音里充满了悲伤，告诉了我你的抑郁，然后切换到指责我把你和我说的内容搞错了，怪我记忆力差（标准 1）。我觉得这是你的应对模式被触发了（标准 3）。

对中阶难度来访者陈述 4 的示范回应

听起来好像你意识到了情绪的切换（标准 1 和 2）。我觉得你触碰到了焦虑，它引发了相关的记忆，然后一种应对模式又占了上风（标准 3）。

对中阶难度来访者陈述 5 的示范回应

你一开始表达了你的恐惧，你担心自己在人际关系中的问题会得不到帮助，然后你切换成了对我的高度赞扬（标准 1）。你是否意识到了这个变化过程（标准 2）？我认为这可能是一种应对模式（标准 3）。

练习 6 的治疗师示范回应（针对高阶难度来访者陈述）
对高阶难度来访者陈述 1 的示范回应
你从告诉我你期待我们的会谈，转变为对我表达了相当程度的愤怒，并告诉我你是多么特别，你有权享受特殊待遇（标准 1）。你意识到发生了什么吗（标准 2）？你认为这有没可能是一种应对模式呢（标准 3）？
对高阶难度来访者陈述 2 的示范回应
我注意到，当你意识到自己的痛苦和伤害时，你会把话题转移到我身上，告诉我你在我身上看到的不足之处（标准 1）。这似乎像是你想通过伤害我的感情来转移你对自己受伤感受的注意力。你意识到这一点了吗（标准 2）？此刻应对模式是否有可能已经占了上风（标准 3）？
对高阶难度来访者陈述 3 的示范回应
似乎当你开始重视一段关系并感到安全时，你对依赖别人的恐惧就会被激活，你会感到害怕（标准 1）。你注意到这一变化了吗（标准 2）？我觉得这是一种应对模式被触发了（标准 3）。
对高阶难度来访者陈述 4 的示范回应
你开始根据过去的经验表达你的一些恐惧，但当你变得沮丧时，你似乎就切换到了行动计划上（标准 1）。你意识到这种情况的发生了吗（标准 2）？在我看来，这像是一种应对模式被触发的状态（标准 3）。
对高阶难度来访者陈述 5 的示范回应
那个噩梦听起来真的很可怕。但你有没有注意到，你很快就开始弱化这些感觉了（标准 1 和 2）？我觉得是一种应对模式被触发了（标准 3）。

第 9 章

练习 7：识别出苛求 / 惩罚的内在批评者模式

准备

1. 阅读第 2 章中的说明。

2. 附录 A 中的刻意练习反应评估表和附录 B 中的刻意练习日记表。

技术描述

技术难度等级：中阶

此项技术的目标是当来访者出现自我评判的声音，反映其内在批评者模式时，治疗师应能够将其识别出来。通过来访者过度的自我批评和苛求或惩罚性的自我羞辱，我们能够清楚地看到其批评者模式被触发了。由于来访者在童年时期从照料者那里接收到许多负面的评价信息，因此他们往往会形成一种功能失调的内在的批评声。比如，当孩子表达了一种感受或需求，却被严厉地要求"别抱怨了"或被训斥"你将一事无成"时，这可能会导致他体验到一种"不好"或"犯错"

的感觉。批评者往往要么表现得十分苛刻，要么表现得颇具惩罚性，或者两者兼而有之。

当来访者的内在批评者被触发时，治疗师要先予以指出，然后探索批评者模式的起源，这样它就会在最终被视为一种内化自童年的情感信念。

技术标准
1. 指出批评者模式可能会被激活。
2. 指出来访者过于苛求或惩罚性的自我批评。
3. 探索批评者模式在儿童时期和青春期的可能来源。

练习范例

范例 1

来访者：［绝望］我不知道我为什么会期待这次约会可以顺利进行。我应该接受我是一个失败者、没人愿意和我在一起的事实。就连我妈妈也不是很喜欢我，说我令人失望。

治疗师：这听起来像是你惩罚的内在批评者在说话（标准 1）。这样的批评对你来说非常不公平（标准 2）。你现在听到的是你妈妈在说你令人失望吗（标准 3）？

范例 2

来访者：［自我批评］离婚后我一直感到沮丧，但我知道我是在小题大做，表现得像个怨妇。我应该能够翻过这一页，继续我的生活。

　　治疗师：你说的话真的很刺耳，也很不合理（标准2）。在我看来，这就是你的内在批评者模式（标准1）。在你小时候，当你感到难过时，谁会说你是个爱发牢骚的人呢（标准3）？

　　范例3

　　来访者：[焦虑]我很担心我也会把你赶走，就像我对我生命中的其他人那样。你一定受够我了。我知道我是取得了一些进步，但我还不够努力。我所做的一切就是在抱怨我的生活。对于这一点，我什么都做不了，我对自己都感到厌烦。

　　治疗师：我觉得你的内在批评者模式可能被触发了（标准1）。你先是告诉了我你的恐惧，也意识到了自己已经取得了进步，但说到最后你却落在了苛责自己上（标准2）。你在生活中有过哪些经历使你对自己产生了如此负面的看法呢（标准3）？

练习指导
第一步：角色扮演并反馈
• 来访者先说第一个初阶难度的来访者陈述，治疗师根据技术标准做出**即兴**回应。
• 训练者（如果没有训练者，则由来访者）根据技术标准提供**简短**的反馈。
• 来访者重复刚才的陈述，治疗师再次即兴做出回应。训练者（或来访者）给予简短的反馈。
第二步：重复
• 重复第一步，直到完成所有**当前难度级别**（初阶、中阶或高阶）的陈述。

练习指导
第三步：评估并调整难度等级
• 治疗师利用刻意练习反应评估表（见附录 A）来决定是否调整难度级别。
第四步：重复
• 重复第一步至第三步至少 15 分钟。
• 交换角色。

→ 现在轮到你了！请按照练习指导中的第一步和第二步进行练习。

　　请记住：练习的目的是让受训者在使用技术标准且感受真实的情况下，练习如何即兴回应来访者。**本练习的末尾提供了针对每个来访者陈述的治疗师示范回应。在阅读这些示范之前，受训者应尽可能尝试自己独立回应。**

练习 7 的初阶难度来访者陈述
初阶难度来访者陈述 1
[难过] 你对我很好，也很关心我，但这只是因为你是一名治疗师，这就是你应该做的。我无法想象在现实世界中，如果有人在真正了解我之后，还会愿意忍受我。我很早就知道自己就是这么一个可悲的失败者。
初阶难度来访者陈述 2
[害怕] 我不知道我将如何在委员会上做这样的演讲。我已经反反复复准备好几个月了，但我知道这还远远不够。我永远不会像我的同事那样有娱乐精神，我要出洋相了。

练习 7 的初阶难度来访者陈述
初阶难度来访者陈述 3
[**难过**] 我很希望他能叫我和他一起吃饭，我还以为我们的关系很好呢。我真是个白痴！我在想什么呢？我又丑又无趣，像他那么英俊、迷人又聪明的男人怎么可能想和我这样的人约会呢？
初阶难度来访者陈述 4
[**焦虑**] 对不起。我知道你在尽最大努力帮我。和我这样的人打交道，你一定觉得很挫败吧。我对任何事情都无法坚持到底，我所能做的就是抱怨。我注定要活在不快乐的生活中，这都是我的错。我真的受不了我自己了！
初阶难度来访者陈述 5
[**自我批评**] 我不敢告诉你，我这个周末又喝酒了。我知道你会生我的气，我应该受到惩罚。我太软弱了，无法信守任何承诺。我爸爸是对的，我将一事无成。

✋ 在进入下一个难度之前，评估并调整难度（参见练习指导中的第三步）。

练习 7 的中阶难度来访者陈述
中阶难度来访者陈述 1
[**厌恶**] 我真不敢相信自己在工作中居然被提拔了。我就是这么一个骗子。我打赌他们会发现我不称职的，然后他们可能就会取消对我的提拔。那样一来，我就会很尴尬的。
中阶难度来访者陈述 2
[**难过 / 悲痛欲绝**] 他当然背叛了我啊。你看我……我不会照顾自己，也不够欣赏他。我总是在抱怨，而且在性方面我也满足不了他。他对我反感透了，这都是我的错。

练习 7 的中阶难度来访者陈述

中阶难度来访者陈述 3

[**安静 / 焦虑**] 你要我填写的量表我还没完成。我知道我很难搞，注意力又不集中；我常常记不住东西，还会找借口。你可能会后悔答应为我治疗吧。

中阶难度来访者陈述 4

[**生气 / 厌恶**] 我现在感到非常愤怒，我觉得自己无权这样想。是我毁了我的友情。我只会把人推开。我太敏感、苛刻又匮乏。我太容易哭了，还希望每个人都能同情我。真是可悲啊！我妈妈说得对，我就是个残次品。

中阶难度来访者陈述 5

[**绝望 / 厌恶**] 为什么我就是做不对？这周我又丢了一笔生意，我的老板显然很失望。我又不能怪他，是我工作不够努力。我知道我的同事在争取这笔生意方面会做得更好，而我还不够聪明。

> 🛑 在进入下一个难度之前，评估并调整难度（参见练习指导中的第三步）。

练习 7 的高阶难度来访者陈述

高阶难度来访者陈述 1

[**愤怒**] 你可能不相信我，但我真的很期待这次会谈。如果我够聪明，我就会早点出门以避开交通堵塞。但是我太傻了，我没留意时间，所以现在我迟到了。我一路上对自己大喊大叫，我厌倦了我自己。

高阶难度来访者陈述 2

[**难过**] 我不配拥有幸福。我妈妈一直很孤独，这都是我的错，我很自私。我应该和她住在一起，陪着她。如果她出了什么事，她就说我会为自己的所作所为感到后悔的。在这一点上，她可能也是对的。

练习 7 的高阶难度来访者陈述
高阶难度来访者陈述 3
[愤怒] 我就是不够好。我的执照考试又有一个部分不及格了，我又得补考了。我真是没资格成为一名医生啊。我爸爸说我不该试着去做这么困难的工作——这超出了我的能力范围。
高阶难度来访者陈述 4
[后悔] 我竟然在心理治疗上花了这么多年，我这是怎么了？怎么会花了这么长时间才意识到自己是生活在一段破坏性的关系里？为什么我没有早点看到呢？也许我喜欢被虐。也许我只是一个寻求关注的大惊小怪的人吧。我妈妈说得对，真是浪费时间。我永远也不会原谅我自己。
高阶难度来访者陈述 5
[惊恐] 我一直走到停车场，然后就被吓坏了。我无法独自走进餐厅。我什么时候才能长大，克服这可笑的恐惧症？我的行为就像一个软弱又可悲的怕鬼的小孩子。我真是个麻烦的人啊！

> 评估并调整难度（参见练习指导中的第三步）。如果合适，那么请按照指导将练习变得更具挑战性（参见附录 A）。

治疗师示范回应

　　请记住：在阅读示范回应之前，受训者应尝试即兴做出自己的回应。**不要逐字逐句地复述以下回应，除非自己无法做出回应！**

练习 7 的治疗师示范回应（针对初阶难度来访者陈述）
对初阶难度来访者陈述 1 的示范回应
这听起来像你的内在批评者模式（标准 1），也就是你对自己变得无比苛责和羞愧难当的那部分正在说话（标准 2）。你觉得是什么样的早年的生活经历导致你对自己有着如此负面的看法呢（标准 3）？
对初阶难度来访者陈述 2 的示范回应
我感受到了你的内在批评者模式的声音了（标准 1）。对于这位批评者来说，没有什么是足够好的（标准 2）。你是从哪里学到这样苛刻的标准的呢（标准 3）？
对初阶难度来访者陈述 3 的示范回应
感觉你现在是在以你内在批评者模式的状态在说话（标准 1），这些内容听起来很刺耳，对你非常不公平（标准 2）。这个声音会是从哪儿来的呢（标准 3）？
对初阶难度来访者陈述 4 的示范回应
这下听起来就像你的内在批评者模式在说话（标准 1），当你表现得不完美时，这种模式就会立即贬低你并惩罚你（标准 2）。我想知道你在你早年的生活中到底经历了什么才让你形成了这种批评者模式（标准 3）。
对初阶难度来访者陈述 5 的示范回应
我听见你的内在批评者模式在说话，它被触发了（标准 1）。我猜这就是你从你爸爸那里学到的吧，而现在它存在于你的内心深处（标准 3），是吗？不过，这个内在的批评者确实是不合理的，而且它具有惩罚性（标准 2）。

练习 7 的治疗师示范回应（针对中阶难度来访者陈述）

对中阶难度来访者陈述 1 的示范回应

这些负面评价可真够苛刻和挑剔的，令人难以置信（标准 2）。在我看来，它们听起来像是一个批评者模式（标准 1）。在你早年的生活中，是谁给了你这样的声音，说你懒惰、愚蠢，而且你永远都不会足够努力的（标准 3）？

对中阶难度来访者陈述 2 的示范回应

这些评价对你来说完全是有失偏颇的（标准 2）。它们来自你的内在批评者（标准 1），只不过它说的并不对。你是从哪里学会了为任何出错而自责的呢（标准 3）？

对中阶难度来访者陈述 3 的示范回应

我听见了你的内在批评者模式在说话（标准 1）。你对自己的评价是绝对的、要求过高的（标准 2）。我想知道那是谁的声音（标准 3）？

对中阶难度来访者陈述 4 的示范回应

我此刻听见你的内在批评者模式在说话（标准 1）。你把自己称为"残次品"带有一种非常浓的自我惩罚的味道（标准 2）。你现在听到的是谁的声音呢（标准 3）？

对中阶难度来访者陈述 5 的示范回应

等一下，你内在的批评者（标准 1）又像往常一样把实际情况放大了，只看到了负面的状况（标准 2）。你是从哪里学到的对自己如此苛刻和挑剔的呢（标准 3）？

练习 7 的治疗师示范回应（针对高阶难度来访者陈述）

对高阶难度来访者陈述 1 的示范回应

如果只是因为不知道交通会有多繁忙而说自己"傻"，那就太极端了（标准 2）。这句话是你的内在批评者模式在起作用的一个很好的例子（标准 1）。在你的早年的生活中，是谁对你如此苛刻，让人觉得丢脸呢（标准 3）？

练习 7 的治疗师示范回应（针对高阶难度来访者陈述）
对高阶难度来访者陈述 2 的示范回应
哇，这些内容没有给你留下任何幸福的余地啊——就好像你活着只是为了照顾你妈妈一样（标准 2）。在我看来，这种声音听起来像是你的内在批评者模式在说话（标准 1）。你听到的是你妈妈的声音吗（标准 3）？
对高阶难度来访者陈述 3 的示范回应
我必须马上阻止你的内在批评者模式继续说话（标准 1）。你只是考砸了整个考试的一部分，但这却成为你内在的批评者关注的全部了。可这并不意味着你不能成为一名医生啊（标准 2）。你爸爸的评价是不公平的，而且过于负面，而你恰恰是用批评者模式在回应他（标准 3）。
对高阶难度来访者陈述 4 的示范回应
哇，我从你说的这些内容中非常明显而清楚地听出了是你的内在批评者在说话（标准 1）！你的内在批评者所说的话对你来说实在太苛刻、太不公平了（标准 2）。听起来就好像你听到你妈妈在说你是一个"大惊小怪的人"一样（标准 3）。
对高阶难度来访者陈述 5 的示范回应
我们现在听见你的批评者模式在说话了（标准 1），这对你是没有什么帮助的，也是不准确的（标准 2）。你是从哪里学的这么苛刻地评判自己的感受的呢（标准 3）？

第 10 章

练习 8：识别愤怒和脆弱儿童模式

准备

1. 阅读第 2 章中的说明。

2. 附录 A 中的刻意练习反应评估表和附录 B 中的刻意练习日记表。

技术描述

技术难度等级：中阶

图式治疗师的一项核心技术是识别来访者的愤怒和脆弱儿童模式。处在这些模式下的来访者似乎体验着一种情绪状态，这种状态要么过于强烈，不适合当前的成人世界；要么具有一种孩子气的、无助的特质，它与未得到满足或部分未得到满足的童年核心需求有关。这些模式是由于来访者在童年时期被疏于照料或陪伴缺失而形成的。

在治疗中，可以通过来访者在情绪强度、体态、语气和语言等方面的变化来识别其愤怒和脆弱儿童模式。在愤怒儿童模式下，来访者表现出的愤怒看起来就像孩子一样，甚至近似发脾气，还会说出"这不公平"和"你根本没听到我所说的"之类的话；在脆弱儿童模式下，来访者则会表现为无助，往往会体验着强烈的恐惧、悲伤或孤独。

本练习主要关注与儿童模式工作的第一步，即指出它们的存在，其目的是帮助来访者理解这些反应是童年时期与照料者互动的经验产生的。在整个练习中，治疗师应尽量使用温和、温暖和试探性的语气，确保不要假定来访者已经意识到其自身的情绪状态以及所触发的儿童模式。治疗师有时也会身体前倾，以提高对干预过程的重视度。

技术标准
1. 温和地指出来访者的情绪强度。
2. 询问评估来访者识别出这种情绪状态的能力。
3. 让来访者意识到这种情绪状态代表着愤怒或脆弱儿童模式被触发。

练习范例

范例 1

来访者：［沮丧］很难相信我 30 年来最好的朋友下个月真的要搬到那么远的地方去了。我无法想象，如果没有她的坚定支持，我的生活会变成什么样。这就像我爸爸多年前离开了我们一样。

治疗师：当你向我描述这件事时，我注意到你变得很沮丧（标准 1）。你也意识到自己这个变化了吗（标准 2）？我想知道这是否可能因为你在这种情况下图式被激活了，进而触发了你的脆弱儿童模式（标准 3）？

范例 2

来访者：［愤怒］我知道你说你关心我，但我怎么能相信呢？我的意思是，那时候连我妈妈都从来没有关心过我，我怎么能相信有人会真的关心我呢？你只是我的治疗师而已。

治疗师：你看起来有点生气和沮丧（标准1）。你能注意到你现在变得愤怒了吗（标准2）？我想知道你的愤怒儿童模式是否正被触发，而你在那一瞬间又想起了自己小时候获得的爱是那么的少（标准3）。

范例 3

来访者：［绝望］我现在想起了昨天我的同事们又在我的办公室外大笑的样子，我怀疑他们在开我的玩笑。我总是被人当作嘲笑和批评的对象，这就是我的人生，永远看不到头。

治疗师：我看见当你回忆起这件事时，你似乎进入了一种悲伤和绝望的状态（标准1）。我想知道你是否能感受到你的那一部分现在被激活了呢（标准2）？也许在这种情况下，那个"幼小的你"——你的脆弱儿童模式——被触发了（标准3）。

练习指导
第一步：角色扮演并反馈

- 来访者先说第一个初阶难度的来访者陈述，治疗师根据技术标准做出**即兴**回应。
- 训练者（如果没有训练者，则由来访者）根据技术标准提供**简短**的反馈。
- 来访者重复刚才的陈述，治疗师再次即兴做出回应。训练者（或来访者）给予简短的反馈。

练习指导
第二步：重复
• 重复第一步，直到完成所有**当前难度级别**（初阶、中阶或高阶）的陈述。
第三步：评估并调整难度等级
• 治疗师利用刻意练习反应评估表（见附录 A）来决定是否调整难度级别。
第四步：重复
• 重复第一步至第三步至少 15 分钟。
• 交换角色。

→ 现在轮到你了！按照练习指导中的第一步和第二步进行练习吧。

　　请记住：练习的目的是让受训者在使用技术标准且感受真实的情况下，练习如何即兴回应来访者。**本练习的末尾提供了针对每个来访者陈述的治疗师示范回应。在阅读这些示范之前，受训者应尽可能尝试自己独立回应。**

练习 8 的初阶难度来访者陈述
初阶难度来访者陈述 1
[**绝望**] 我整个周末都在等他给我打电话，他的拒绝让我无法忍受。我再也找不到爱我的人了，我将永远孤独一人。
初阶难度来访者陈述 2
[**崩溃**] 我丈夫每天都和他的表弟有说不完的话，但早上基本上都不跟我打招呼。我对他来说根本不重要。我对任何人来说都是无关紧要的存在。

练习 8 的初阶难度来访者陈述

初阶难度来访者陈述 3

[**焦虑**] 你看起来和其他人一样对我感到不耐烦。不过我不能怪你，我最终是会把所有人都从我身边赶走的。我只是不能再失去你了。

初阶难度来访者陈述 4

[**难过**] 很难相信我 30 年来最好的朋友下个月真的要搬到那么远的地方去了。我无法想象，如果没有她的坚定支持，我的生活会变成什么样。这就像我爸爸多年前离开了我们一样。

初阶难度来访者陈述 5

[**绝望**] 我现在想起了昨天我的同事们又在我的办公室外大笑的样子，我怀疑他们在开我的玩笑。我总是被人当作嘲笑和批评的对象，这就是我的人生，永远看不到头。

🤚 在进入下一个难度之前，评估并调整难度（参见练习指导中的第三步）。

练习 8 的中阶难度来访者陈述

中阶难度来访者陈述 1

[**愤怒**] 根本没有所谓"安全地带"这回事。在我还是个孩子的时候，我就没有得到过任何保护。我父母对待我的方式简直就是犯罪。我能活下来真是太神奇了。这太不公平了！他们就应该去坐牢！

中阶难度来访者陈述 2

[**绝望**] 又一次，我的同事取消了我们原本一起吃午饭的安排。我希望你能接受这么一个事实：我不可能交到一个朋友或者与任何人有什么亲密的关系。这是永远不会发生的事。之前连我妈妈都不和我玩，甚至都不和我说话，更别说向我表达什么爱和情感了。

练习 8 的中阶难度来访者陈述
中阶难度来访者陈述 3
[**愤怒**] 所以，我还处在这么乱的状态下，你真的要去度假吗？！你和其他人没有任何区别！你就承认吧——你真的要离我远点。我不能指望任何人，从来都不能，将来也不可能。
中阶难度来访者陈述 4
[**不知所措**] 我做不到！我无法参加这次商务活动。我知道我到时候会独自一人待在角落里的。没有人会和我说话，他们都会把我当成空气，他们还可能会聚在一起议论我。到时候，这就像我上小学时那样，一切重新上演。
中阶难度来访者陈述 5
[**崩溃**] 我永远不会幸福了。离婚彻底毁了我。我是一个容易被遗忘的人，这就是我的人生。在我很小的时候，当我爸爸离开我妈妈和我的时候，他也有这种感觉。这完全是一模一样的。

✋ 在进入下一个难度之前，评估并调整难度（参见练习指导中的第三步）。

练习 8 的高阶难度来访者陈述
高阶难度来访者陈述 1
[**受到惊吓**] 昨晚我做了一个可怕的噩梦，梦见曾性侵过我的表哥就在我家门口。我当时吓坏了，我不敢相信这件事到现在还困扰着我。我真的受不了了。

练习 8 的高阶难度来访者陈述

高阶难度来访者陈述 2

[**愤怒**] 我妹妹她永远都是说话不算话！我知道她刚生完孩子，正在搬家。可是我给她发了消息后，过了差不多一个小时她居然都没回复我，这太离谱了！她一直是我父母最喜爱的掌上明珠，她什么都可以不用管。我受够了，这简直太不公平了！我不会再和她说话了，我也不会再帮她照顾她刚出生的小宝宝了。

高阶难度来访者陈述 3

[**绝望**] 我怎么可能为自己做出这么有挑战的人生决定呢？每一个决定，无论大小，一直以来都是我妈妈做的。现在，她总是喝得烂醉，要么就是卧病在床，我都不知道该怎么办了。我不知道该怎么照顾自己，我永远都想不出来。这太难了。

高阶难度来访者陈述 4

[**愤怒**] 我已经厌倦了自己成为家人的笑柄和批评对象了，我始终是只替罪羊。上周在我表弟的婚礼上，他们又对我做了同样的事。当时有人致了祝酒辞，然后分享了一个故事，他们明明知道这会让我难堪！然而，没有人考虑我的感受，没有人在乎这一点。我讨厌他们所有人！

高阶难度来访者陈述 5

[**悲伤和愤怒**] 我真不敢相信你居然忘了虐待我的邻居的名字！你怎么能忘了呢？！我对你来说不重要吗？你是不是就像其他人一样，假装在听，但实际上却无视我？你说你在乎，但你就是个骗子。每个人都对我撒谎。

✋ 评估并调整难度（参见练习指导中的第三步）。如果合适，那么请按照指导将练习变得更具挑战性（参见附录 A）。

治疗师示范回应

请记住：在阅读示范回应之前，受训者应尝试即兴做出自己的回应。**不要逐字逐句地复述以下回应，除非自己无法做出回应！**

练习 8 的治疗师示范回应（针对初阶难度来访者陈述）
对初阶难度来访者陈述 1 的示范回应
当你告诉我这件事时，我注意到你变得非常难过（标准 1）。你现在意识到自己的变化了吗（标准 2）？也许这是你的脆弱儿童模式被触发了，因为你感受到的孤独恐惧激活了有关的图式（标准 3）。
对初阶难度来访者陈述 2 的示范回应
我注意到你似乎陷入了一种非常深的、强烈的悲伤之中（标准 1）。你意识到自己的这个变化了吗（标准 2）？也许这是你的脆弱儿童模式出现了，因为某个图式被激活了，而它折射出了你从小就有的一种感觉，你觉得呢（标准 3）？
对初阶难度来访者陈述 3 的示范回应
听起来你对我们的关系和我是否关心你有一些比较强烈的情绪（标准 1）。你是否意识到自己正在发生这个变化呢（标准 2）？也许这就是你的脆弱儿童模式，它被一种图式触发了，而这个图式是由于你在小的时候失去了最需要的人所形成的（标准 3）。
对初阶难度来访者陈述 4 的示范回应
当你向我描述这件事时，我注意到你变得很沮丧，甚至很绝望（标准 1）。你也意识到自己的这个变化了吗（标准 2）？我想知道这是否可能因为你在这种情况下图式被激活了，进而触发了你的脆弱儿童模式（标准 3）。

练习 8 的治疗师示范回应（针对初阶难度来访者陈述）
对初阶难度来访者陈述 5 的示范回应
我看见当你回忆起这件事时，似乎进入了一种悲伤和绝望的状态（标准 1）。我想知道你是否能感受到你的那一部分现在被激活了呢（标准 2）？ 也许在这种情况下，那个"幼小的你"——你的脆弱儿童模式——被触发了（标准 3）。

练习 8 的治疗师示范回应（针对中阶难度来访者陈述）
对中阶难度来访者陈述 1 的示范回应
当你谈到这件事时，我注意到了一种强烈愤怒的状态（标准 1）。你意识到自己的这个变化了吗（标准 2）？ 是不是那个"幼小的你"——愤怒儿童模式——被触发了呢？ 当它被触发时，你内心的声音被激怒了，于是你回想起了自己曾经无助和无力时所感受到的不公（标准 3）。
对中阶难度来访者陈述 2 的示范回应
当你谈到这件事时，我感受到了你的绝望（标准 1）。你现在能感受到这一点吗（标准 2）？ 也许当你感受到了图式的力量，当你被它带回到你妈妈忽略你的记忆中时，你的脆弱儿童模式被触发了（标准 3）。
对中阶难度来访者陈述 3 的示范回应
你现在正进入一种非常强烈的情绪状态（标准 1）。你能感受到吗（标准 2）？ 你内在的愤怒儿童此刻再次体验着被人责备和遗忘的感受，感觉这就像你小时候那样又一次遭到了不公的对待（标准 3）。
对中阶难度来访者陈述 4 的示范回应
我感受到你的情绪状态发生了变化（标准 1）。你也能感受到吗（标准 2）？ 也许这就是你受惊吓的脆弱儿童模式，当某种图式被激活时，你会预期自己将受到与你之前相同的对待方式（标准 3）。

练习 8 的治疗师示范回应（针对中阶难度来访者陈述）

对中阶难度来访者陈述 5 的示范回应

当你面对离婚的后果时，感觉你的情绪状态发生了剧烈的变化（标准1）。我感觉你意识到了这一变化（标准2），因为你把自己与爸爸之间发生的经历，以及他在你生活中的缺席联系在一起了。这感觉像是你的脆弱儿童模式被触发了（标准3）。

练习 8 的治疗师示范回应（针对高阶难度来访者陈述）

对高阶难度来访者陈述 1 的示范回应

我能感受到，当你回忆起你生命中的这一可怕的事时，你似乎就切换到一种强烈的情绪状态（标准1）。你是否也注意到了呢（标准2）？是你的脆弱儿童模式被触发了吗？当你处于这种状态下时，威胁变得无比真实、令人窒息，而危险则感觉无处不在（标准3）。

对高阶难度来访者陈述 2 的示范回应

我知道你妹妹让你失望了，你有多么难过。你似乎正进入一种强烈的愤怒状态（标准1）。你能感受到你的内心正在翻腾吗（标准2）？当图式被激活时，它就会让你想起自己始终生活在阴影里，而与此同时，你的妹妹却在那儿享受优待。这时，你的愤怒儿童模式就被触发了。它承载着你关于不公的刻骨铭心的回忆（标准3）。

对高阶难度来访者陈述 3 的示范回应

我听见你的语气和你所说的话变得很无望，也许是一种绝望（标准1）。你有没有注意到自己现在正在体验着的变化（标准2）？可能是你正处于一个要做人生抉择的关键时刻，这时候你的各种图式都被激活了，你的脆弱儿童模式也相应地被触发了（标准3）。

练习 8 的治疗师示范回应（针对高阶难度来访者陈述）

对高阶难度来访者陈述 4 的示范回应

当你在讲述这个故事时，我注意到你的情绪转变为强烈的愤怒，也许是感到受伤了吧（标准 1）。你也能感觉到这个情绪的转变吗（标准 2）？这感觉像是愤怒儿童模式，你的一个幼小的部分已经出现，提醒着我们她早已厌倦了被人利用和羞辱（标准 3）。

对高阶难度来访者陈述 5 的示范回应

我看见你的情绪状态发生了剧烈的变化，变成了一种愤怒、受伤和非常沮丧的状态（标准 1）。你也能感受到你的这一部分吗（标准 2）？我认为这是你的脆弱和愤怒儿童模式，当你觉得自己小时候被人当作空气时，你内心幼小的那个部分非常悲伤、扎心和愤怒。这部分真的会让你很愤怒，你也的确受够了被人这样对待（标准 3）。

第 11 章

练习 9：对愤怒和脆弱儿童模式进行有限再抚育

准备

1. 阅读第 2 章中的说明。

2. 附录 A 中的刻意练习反应评估表和附录 B 中的刻意练习日记表。

技术描述

技术难度等级：高阶

图式疗法的观点认为，由于来访者具有童年的核心需求得不到满足的经历，因此可以理解其通常处于"匮乏"的状态。有限再抚育包括治疗师扮演"好父母"的角色，利用面部表情、体态、声音和语言组织等方面提供共情支持，所有这些部分存在的目的都在于传递接受、联结、挫折耐受、指导、安全和自主性等方面的支持和疗愈信息。这是图式疗法为来访者提供矫正性情感体验的核心干预策略之一，即在治疗关系的范围内满足存在于儿童模式中未得到满足的需求。图式疗法通过有限再抚育来处理的童年核心需求包括以下几个方面：

- 与他人的安全依恋，包括安全、稳定、滋养和接纳；
- 自主性、能力和认同感；
- 表达合理的需求和情绪的自由；
- 自发性和游戏；
- 现实界限和自我控制。

图式疗法中的有限再抚育包括治疗师的整体风格和他们的行为。在这个练习中，治疗师需要根据以下技术标准对每个来访者的陈述做出即兴回应。

- 确认来访者的感受，一般化来访者在童年和青少年时期未得到满足的需求。来访者往往不会明确表示他们早年的需求没有得到充分满足。在这些情况下，治疗师可以试探性地提出一个未满足的需求——考虑到来访者的陈述情况，这么做是有意义的。
- 采取行动满足来访者当前的需求。尽管图式治疗师可以有许多选择，但在本节练习中，我们只将重点放在有限的一些行动上，比如：
  ◇ 提醒来访者感知你的情感联结和支持；
  ◇ 鼓励来访者表达情绪；
  ◇ 建议通过意象练习（比如，安全场所意象）来满足需求。

对于每一次干预，治疗师都需要以温暖、试探的语气呈现其中一个行动。

技术标准

1.确认来访者的情绪表达和儿童模式的触发是可以被人理解的，因为他们早年的需求没有得到满足。

2.在专业边界内从下列行动中选择一种来满足需求。

行动1：提醒来访者感知你的情感联结和支持。

行动2：鼓励来访者表达情绪。

行动3：建议通过意象练习来满足需求。

练习范例

范例1

来访者：[沮丧]很难相信我30年来最好的朋友下个月真的要搬到那么远的地方去了。我无法想象，如果没有她的坚定支持，我的生活会变成什么样。这就像我爸爸多年前离开了我们一样。

治疗师：我能理解，当你想起了离去的爸爸时，你脆弱儿童的部分就在这里表达自己的情绪。这部分痛苦和恐惧是可以被理解的，因为你小时候在情绪表达方面几乎没有得到过支持（标准1）。我们需要友善且耐心地对待你的这个部分。现在，我们来专注于我们的情感联结，好吗？这里能给予那个"幼小的你"所需要的帮助（标准2，行动1）。

范例2

来访者：[愤怒]我知道你说你关心我，但我怎么能相信呢？我的意思是，那时候连我妈妈都从来没有关心过我，我怎么能相信有人

会真的关心我呢? 只要我一表达愤怒, 她就会让我闭嘴, 或者转身就
走了。

治疗师: 你当然不会相信我所说的话。我是能理解的, 因为你脆
弱的部分没有人可以依靠。在你小的时候, 没有人始终如一地关心
你, 你也无法安全地表达自己的愤怒。你需要足够的时间才能对我的
关心有信心 (标准 1)。我鼓励你把心中的表达出来。你还想表达更
多的愤怒吗 (标准 2, 行动 2)?

范例 3

来访者: [绝望] 我现在想起了昨天我的同事们又在我的办公室
外大笑的样子, 我怀疑他们在开我的玩笑。我总是被人当作嘲笑和批
评的对象, 这就是我的人生, 永远看不到头。

治疗师: 当你脆弱儿童的部分感觉到自己再次成为欺凌的目标时,
他一定很难过。作为一个孩子, 在他没有任何保护或安全感的情况下,
他当然需要这些 (标准 1)。让我们看看现在我们是否可以通过使用安
全意象来为你的这个部分带来一些保护和舒适感。或许你可以闭上眼
睛, 花点时间看一看并感受一下他? 我会引导你的 (标准 2, 行动 3)。

练习指导

第一步: 角色扮演并反馈

- 来访者先说第一个初阶难度的来访者陈述, 治疗师根据技术标准做
  出**即兴**回应。
- 训练者 (如果没有训练者, 则由来访者) 根据技术标准提供**简短**的
  反馈。
- 来访者重复刚才的陈述, 治疗师再次即兴做出回应。训练者 (或来
  访者) 给予简短的反馈。

练习指导

第二步：重复

- 重复第一步，直到完成所有**当前难度级别**（初阶、中阶或高阶）的陈述。

第三步：评估并调整难度等级

- 治疗师利用刻意练习反应评估表（见附录 A）来决定是否调整难度级别。

第四步：重复

- 重复第一步至第三步至少 15 分钟。
- 交换角色。

→ 　现在轮到你了！按照练习指导中的第一步和第二步进行练习。

　　请记住：练习的目的是让受训者在使用技术标准且感受真实的情况下，练习如何即兴回应来访者。**本练习的末尾提供了针对每个来访者陈述的治疗师示范回应。在阅读这些示范之前，受训者应尽可能尝试自己独立回应。**

练习 9 的初阶难度来访者陈述

初阶难度来访者陈述 1

[**绝望**] 我整个周末都在等他给我打电话，他的拒绝让我无法忍受。我再也找不到爱我的人了，我将永远孤独一人。

初阶难度来访者陈述 2

[**崩溃**] 我丈夫每天都和他的表弟有说不完的话，但早上基本上都不跟我打招呼。我对他来说根本不重要。我对任何人来说都是无关紧要的存在。我是透明的，即使我摔倒在地上也没人会注意到我。

练习 9 的初阶难度来访者陈述
初阶难度来访者陈述 3
[**紧张**] 你看起来和其他人一样对我感到不耐烦。不过我不能怪你,我最终是会把所有人都从我身边赶走的。我只是不能再失去你了。
初阶难度来访者陈述 4
[**沮丧**] 很难相信我 30 年来最好的朋友下个月真的要搬到那么远的地方去了。我无法想象,如果没有她的坚定支持,我的生活会变成什么样。这就像我爸爸多年前离开了我们一样。
初阶难度来访者陈述 5
[**绝望**] 我现在想起了昨天我的同事们又在我的办公室外大笑的样子,我怀疑他们在开我的玩笑。我总是被人当作嘲笑和批评的对象,这就是我的人生,永远看不到头。

✋ 在进入下一个难度之前,评估并调整难度(参见练习指导中的第三步)。

练习 9 的中阶难度来访者陈述
中阶难度来访者陈述 1
[**愤怒**] 根本没有所谓"安全地带"这回事。在我还是个孩子的时候,我就没有得到过任何保护。我父母对待我的方式简直就是犯罪。我能活下来真是太神奇了。这太不公平了!他们就应该去坐牢!
中阶难度来访者陈述 2
[**绝望**] 又一次,我的同事取消了我们原本一起吃午饭的安排。我希望你能接受这么一个事实:我不可能交到一个朋友或者与任何人有什么亲密的关系。这是永远不会发生的事。过去连我妈妈都不和我玩,甚至都不和我说话,更别说向我表达什么爱和情感了。

练习 9 的中阶难度来访者陈述

中阶难度来访者陈述 3

[**愤怒**] 我知道你说你关心我，但我怎么能相信呢？我的意思是，那时候连我妈妈都从来没有关心过我，我怎么能相信有人会真的关心我呢？只要我一表达任何愤怒，她就让我闭嘴，或者转身就走了。

中阶难度来访者陈述 4

[**不知所措**] 我做不到！我无法参加这次商务活动。我知道我到时候会独自一人待在角落里的。没有人会和我说话，他们都会把我当成空气，他们还可能会聚在一起议论我。到时候，这就像我上小学时那样，一切重新上演。

中阶难度来访者陈述 5

[**崩溃**] 我永远不会幸福了。离婚彻底毁了我。我是一个容易被遗忘的人，这就是我的人生。在我很小的时候，当我爸爸离开我妈妈和我的时候，他也有这种感觉。这完全是一模一样的。

✋ 在进入下一个难度之前，评估并调整难度（参见练习指导中的第三步）。

练习 9 的高阶难度来访者陈述

高阶难度来访者陈述 1

[**受到惊吓**] 昨晚我做了一个可怕的噩梦，梦见曾性侵过我的表哥就在我家门口。我当时吓坏了，我不敢相信这件事到现在还困扰着我。我真的受不了了。

练习 9 的高阶难度来访者陈述

高阶难度来访者陈述 2

[愤怒] 我妹妹她永远都是说话不算话！我知道她刚生完孩子，正在搬家。可是我给她发了消息后，过了差不多一个小时她居然都没回复我，这太离谱了！她一直是我父母最喜爱的掌上明珠，她什么都可以不用管。我受够了，这简直太不公平了！我不会再和她说话了，我也不会再帮她照顾她刚出生的小宝宝了。

高阶难度来访者陈述 3

[绝望] 我怎么可能为自己做出这么有挑战的人生决定呢？每一个决定，无论大小，一直以来都是我妈妈做的。现在，她总是喝得烂醉，要么就是卧病在床，我都不知道该怎么办了。我不知道该怎么照顾自己，我永远都想不出来。这太难了。

高阶难度来访者陈述 4

[愤怒] 我只是不知道你为什么要让我表达自己的感受。感受的东西只会给我带来后悔和惩罚。当我向我爸爸流露出任何悲伤或恐惧的神情时，我就会感觉自己好像受到了羞辱和惩罚。他总是告诉我，我会为自己活成如此软弱的样子而后悔。我认为他是对的。

高阶难度来访者陈述 5

[愤怒] 我真不敢相信你居然忘了虐待我的邻居的名字！你怎么能忘了呢？！我对你来说不重要吗？你是不是就像其他人一样，假装在听，但实际上却无视我？你说你在乎，但你就是个骗子。每个人都对我撒谎。

评估并调整难度（参见练习指导中的第三步）。如果合适，那么请按照指导将练习变得更具挑战性（参见附录 A）。

治疗师示范回应

请记住：在阅读示范回应之前，受训者应尝试即兴做出自己的回应。**不要逐字逐句地复述以下回应，除非自己无法做出回应！**

练习 9 的治疗师示范回应（针对初阶难度来访者陈述）
对初阶难度来访者陈述 1 的示范回应
这对你来说当然是非常痛苦的，因为你的童年就很孤单；而你脆弱儿童的部分所带来的绝望感来自于你很小的时候（标准 1）。现在，我希望你能把注意力集中在我们的情感联结上。今天你和我一起在这里，你会觉得孤独吗？这里是一个能开始给予那个"幼小的你"所需要的情感联结的空间（标准 2，行动 1）。
对初阶难度来访者陈述 2 的示范回应
不论对谁来说，感觉自己对任何人都不重要是一件非常痛苦的事情。当你处于脆弱儿童模式时，童年时的所有痛苦感受都会回来（标准 1）。我能看得见你，而且如果你消失了，我也能感受得到。现在，你能接受我所说的吗？你对我很重要。试着让你脆弱儿童的部分接受这一点（标准 2，行动 1）。
对初阶难度来访者陈述 3 的示范回应
当然，当你感觉自己正在失去另一个人时，你会有反应，因为你小时候经历过这样的事情。当这种情况发生时，你脆弱儿童的部分被吓坏了（标准 1）。我没有对你不耐烦，我深知表达这些恐惧需要勇气。现在有什么能帮助你感受到我们之间的联结呢？（标准 2，行动 1）？

练习 9 的治疗师示范回应（针对初阶难度来访者陈述）

对初阶难度来访者陈述 4 的示范回应

我能理解，当你想起了离去的爸爸时，你脆弱儿童的部分就在这里表达自己的情绪。这部分痛苦和恐惧是可以被理解的，因为你小时候在情绪表达方面就几乎没有得到过支持（标准 1）。我们需要友善且耐心地对待你的这部分。现在，我们来专注于我们的情感联结，好吗？这里能给予那个"幼小的你"所需要的帮助（标准 2，行动 1）。

对初阶难度来访者陈述 5 的示范回应

当你脆弱儿童的部分感觉到自己再次成为欺凌的目标时，他一定很难过。作为一个孩子，在他没有任何保护或安全感的情况下，他当然需要这些（标准 1）。让我们看看现在我们是否可以通过使用安全意象来为你的这个部分带来一些保护和舒适感。或许你可以闭上眼睛，花点时间看一看并感受一下他？我会引导你的（标准 2，行动 3）。

练习 9 的治疗师示范回应（针对中阶难度来访者陈述）

对中阶难度来访者陈述 1 的示范回应

当然，你很生气。我懂了。当你愤怒儿童的部分今天被激活时，他深深地感受到了你所经历的不公正的待遇（标准 1）。我很高兴你现在在表达了这一点。让你内在的那个愤怒儿童尽情、尽兴地表达吧。这里非常欢迎他（标准 2，行动 2）。

对中阶难度来访者陈述 2 的示范回应

我理解当你回想起你妈妈的忽略时，你就会感到很绝望。你脆弱儿童的部分感受到了所有孩子都需要的安全联结和对爱的渴望（标准 1）。我想让我们一起来看看，现在如何才能让你安全地感受到我们的情感联结。来，把你的椅子移得离我近一点怎么样？这样你就能感受到我在你身边并和我有更多的眼神交流了。你觉得怎么样（标准 2，行动 1）？

练习 9 的治疗师示范回应（针对中阶难度来访者陈述）

对中阶难度来访者陈述 3 的示范回应

你当然不会相信我所说的话。我是能理解的，因为你脆弱儿童的部分没有人可以依靠。在你小的时候，没有人始终如一地关心你，你也无法安全地表达自己的愤怒。你需要足够的时间才能对我的关心有信心（标准 1）。我鼓励你把心中的愤怒表达出来。你还想表达更多的愤怒吗（标准 2，行动 2）？

对中阶难度来访者陈述 4 的示范回应

我理解，只要你一想到自己处于社交场合下，所有那些惊慌失措的感觉就全都回来了。你脆弱儿童的部分就会浮现出地上小学时所经历的那些痛苦。当这个模式被触发时，你就会预期自己会遭遇到和你以前一样的对待（标准 1）。我建议你闭上眼睛，通过意象回到让你觉得安全的场所。我会和你一起进去，这样你就不用一个人在那里了（标准 2，行动 3）。

对中阶难度来访者陈述 5 的示范回应

离婚对任何一个人来说都是一种痛苦的经历，尤其是你在很小的时候就有过爸爸离开的经历。当你的脆弱儿童模式被触发时，那些记忆和感受都会回来，就像今天一样（标准 1）。这是一个安全的地方，你可以在这里分享你长久以来都没有得到处理的所有这些困难的感受（标准 2，行动 2）。

练习 9 的治疗师示范回应（针对高阶难度来访者陈述）

对高阶难度来访者陈述 1 的示范回应

当然，这对任何人来说都是可怕的。这对于你成年的自己来说就已经够糟的了，更何况你脆弱儿童的部分会感受到威胁，会感受到危险存在，会回到她曾经没有受到保护的时候（标准 1）。在我的咨询室里和我一起感受一下自己吧，在这里我会保护你，我不允许任何人伤害你。请你想象一下，在你我周围存在着一个非常安全的、没有人能闯入的安全泡泡。无论何时出现这段记忆，为了让自己感到安全，你都可以使用这个泡泡意象（标准 2，行动 3）。

练习 9 的治疗师示范回应（针对高阶难度来访者陈述）

对高阶难度来访者陈述 2 的示范回应

我很高兴你表达了你对此感受到的愤怒。这对你是不公平的。被忽略对你来说是一个很大的触发因素，因为你的愤怒儿童模式会让你想起你妈妈总是把她所有的注意力都放在你妹妹身上。每个孩子都需要得到关注或时间，让他们感觉到自己很重要，而你那时却没能拥有这些（标准 1）。让自己去表达你对这部分的所有感受吧——让它发声。只有在你能够做到这一点之后，你才会知道自己今天真正想要采取什么样的行动（标准 2，行动 2）。

对高阶难度来访者陈述 3 的示范回应

当然，这对你来说的确很难，因为你还没有实践过如何做这些决定。当你面临一个重要的决定时，你的图式就会被激活，然后你焦虑的脆弱儿童模式就被触发了。没有人教过你如何做决定，他们只是替你做决定。当你还是个孩子的时候，你是需要指导和支持的，这样你才能增强对自己能力的信心（标准 1）。但幸运的是，现在学习这一点还不算太晚，我可以帮助你学会如何自己做决定。你并不孤单。我们可以一起来解决这个问题（标准 2，行动 1）。

对高阶难度来访者陈述 4 的示范回应

我能理解这对你来说毫无意义。每当你向爸爸流露出任何痛苦的感受时，你脆弱儿童的那部分都会受到羞辱和威胁；你也会觉得自己很软弱，觉得这只会在将来给你带来不好的结果（标准 1）。但是，表达你的感受是一种自然的方式，它传递出了你作为一个孩子的需求。所有的孩子都需要一个安全的场所来表达感受。事实上，这会给你的生活带来积极的结果。今后，我会慢慢地帮助你体验这个部分（标准 2，行动 2）。

练习 9 的治疗师示范回应（针对高阶难度来访者陈述）

对高阶难度来访者陈述 5 的示范回应

我理解你现在对我有多失望。我一时想不起那个名字触发了你的愤怒儿童模式。这种感觉就像你小时候你爸爸嘴上说着爱你，却把你当作无关紧要的人对待一样。这部分真的很让人愤怒，你也很讨厌被人这样对待（标准 1）。对不起，我的确是忘记了那个人的名字，但这并不是因为我不关心你，也不是因为你对我不重要。这是因为我不完美，也不擅长记名字。我也理解，这需要更多的时间和我的关心行为才能让你相信这一点。我想要和你一起坚持下去，直到它发生（标准 2，行动 1）。

第 12 章

练习 10：对苛求 / 惩罚的内在批评者模式进行有限再抚育

准备

1. 阅读第 2 章中的说明。

2. 附录 A 中的刻意练习反应评估表和附录 B 中的刻意练习日记表。

技术描述

技术难度等级：高阶

此项技术主要是为了识别并挑战内在批评者模式的信息。内在批评者模式通常是父母或其他重要照料者在孩子生活中保留 / 内化了的批评、惩罚或苛求的信息。内在批评者模式也可能来源于来访者在童年和青春期遭受的欺凌或严重的嘲弄。在某些情况下，内在批评者可能会通过模仿父母或照料者演变而来，通过向自己发出苛求而严厉的批评信息来塑造一种自我批评。随着时间的推移，治疗师的目标是将苛求和批评的信息转变成为关怀和支持的信息，用健康、滋养和支持的"好父母"的声音来取代批评者的声音。

在这个练习中，治疗师要通过先指出其存在着的内在批评者模式并推测其童年起源的过程来优化对每个来访者陈述的回应。然后，治疗师要继续直接挑战批评者，为其贴上"不准确""不真实""有偏见""不公平""词不达意"等标签。最后，治疗师应做出一个有限再抚育式的回应，可通过增加另一条"好父母"的信息来满足来访者陈述中的需求。这项技术要求治疗师表现出一定程度关切的自信，以令人信服的姿态"对抗"批评者模式，并提供支持性和矫正性的体验，以反抗来访者可能接收到的苛责的信息。

技术标准
1.指出其内在的批评者模式，并推测其童年起源。
2.质疑批评者的信息不准确、不真实、有偏见或不公平。
3.提出另一条"好父母"的建议来满足来访者当前的需求。

练习范例

范例 1

来访者：［难过］离婚后我一直感到沮丧，但我知道我是在小题大做，表现得像个怨妇。我应该能够翻过这一页，继续我的生活。

治疗师：看起来，在你还是个孩子的时候就接收到了这样的信息，也就是说，你对难过、哀伤或伤害等完全合理的需求被贴上了"牢骚"或"软弱"的标签，这就形成了一个内在批评者，现在当你受到伤害时，它就会出现（标准 1）。无论在什么情况下，它带给你

的损失都是非常大的。批评者的部分对你这么苛刻是不公平的（标准
2）。重要的是，我们要承认这些难过，并为你的失去所带来的悲伤和
痛苦腾出空间。你只是感到很难过，这是可以理解的。你有权拥有这
些感受（标准 3）。

范例 2

来访者: [绝望]我不知道我为什么会期待这次约会可以顺利进
行。我应该接受我是一个失败者、没人愿意和我在一起的事实。就连
我妈妈也不是很喜欢我，说我令人失望。

治疗师: 你妈妈这么说显然是有问题的，因为她让你觉得自己不
值得任何人的关注。难怪你形成了这种内在批评者模式，这个模式对
你来说真是太过分了。你至今仍然会觉得那苛责的部分就刻在你的骨
子里（标准 1）。不管你妈妈的意图是什么，她对一个惹人疼爱且无
辜的小孩说这样的话就是不对的（标准 2）。体验被拒绝或被忽视的
感觉是痛苦的。但我想，我可以和你一起找到一种合理的解释来理解
那天到底发生了什么，并帮助你处理好这些感受（标准 3）。

范例 3

来访者: [焦虑]我很担心我也会把你赶走，就像我对生命中的
其他人那样。你一定受够我了。我只会抱怨我的生活，但我对此又无
法改变，连我都对自己感到很厌烦。

治疗师: 这是你的内在批评者模式，是不耐烦、严厉和苛求的部
分。你可能在过去就听到过其中一些批评的声音，不论是这样还是那

样的版本，它们始终存在着（标准 1）。这些批评的声音对你实在太不公平了，而且对你也没有任何帮助（标准 2）。我非常关心你。我知道要面对新的挑战是一件可怕的事。你愿意让我了解你，这对你来说已经是迈出相当大的一步了，认识你是我的荣幸。我认为你可能需要试着拥有一个新的声音，比如："我现在很好，我会在我自己的时间范围内，以我自己的方式继续成长、学习并做出合理的选择。"对你内在的批评者，你可以说："拜托，别管我！"（标准 3）

练习指导
第一步：角色扮演并反馈
• 来访者先说第一个初阶难度的来访者陈述，治疗师根据技术标准做出**即兴**回应。 • 训练者（如果没有训练者，则由来访者）根据技术标准提供**简短**的反馈。 • 来访者重复刚才的陈述，治疗师再次即兴做出回应。训练者（或来访者）给予简短的反馈。
第二步：重复
• 重复第一步，直到完成所有**当前难度级别**（初阶、中阶或高阶）的陈述。
第三步：评估并调整难度等级
• 治疗师利用刻意练习反应评估表（见附录 A）来决定是否调整难度级别。
第四步：重复
• 重复第一步至第三步至少 15 分钟。 • 交换角色。

→ 现在轮到你了！按照练习指导中的第一步和第二步进行练习。

请记住：练习的目的是让受训者在使用技术标准且感受真实的情况下，练习如何即兴回应来访者。**本练习的末尾提供了针对每个来访者陈述的治疗师示范回应。在阅读这些示范之前，受训者应尽可能尝试自己独立回应。**

练习 10 的初阶难度来访者陈述

初阶难度来访者陈述 1

[**难过**] 你对我很好，也很关心我，但这只是因为你是一名治疗师，这就是你应该做的。[**厌恶**] 我无法想象在现实世界中，如果有人在真正了解我之后，还会愿意忍受我。我很早就知道自己就是这么一个可悲的失败者。我的手机从来不会响，也从未有人邀请过我参加任何社交活动，这并不奇怪。

初阶难度来访者陈述 2

[**害怕**] 我不知道我将如何在委员会上做这样的演讲。[**激动**] 我已经连续准备了好几个月，但我知道这还远远不够。当我的同事发表演讲时，我永远不会像他们那样有趣或有娱乐精神。我爸爸说的是对的。我所能期待的最好结果是，如果我让别人看到了真实的我，我就会出洋相的。

初阶难度来访者陈述 3

[**难过**] 我很希望他能叫我和他一起吃饭，我还以为我们的关系很好呢。我真是个白痴！我在想什么呢？我能在脑海中听到我妈妈的警告。我又丑又无趣，像他那么英俊、迷人又聪明的男人怎么可能想和我这样的人约会呢？

初阶难度来访者陈述 4

[**恼怒**] 对不起。我知道你在尽最大努力帮我。和我这样的人打交道，你一定觉得很挫败吧。这是我的人生，一直都是这样。我对任何事情都无法坚持到底，我所能做的就是抱怨。我注定就是要活在不快乐的生活中，这都是我的错。我真的受不了自己了！

练习 10 的初阶难度来访者陈述

初阶难度来访者陈述 5

[**难过**] 离婚后我一直感到沮丧，但我知道我是在小题大做，表现得像个怨妇。我应该能够翻过这一页，继续我的生活。

> 在进入下一个难度之前，评估并调整难度（参见练习指导中的第三步）。

练习 10 的中阶难度来访者陈述

中阶难度来访者陈述 1

[**担忧**] 我真不敢相信自己在工作当中居然被提拔了。我就是这么一个骗子。他们只是不知道我有多懒惰，多蠢，也不知道我晚上和周末在家有多少时间在加班，我只是在赶进度而已。他们很快就会发现我父母一直以来都知道的情况——我不称职。然后他们可能就会取消对我的提拔。那样一来，我就会很尴尬的。

中阶难度来访者陈述 2

[**绝望**] 我不知道我为什么会期待这次约会可以顺利进行。我应该接受我是一个失败者、没人愿意和我在一起的事实。就连我妈妈也不是很喜欢我，说我令人失望。

中阶难度来访者陈述 3

[**焦虑**] 我很担心我也会把你赶走，就像我对生命中的其他人那样。你一定受够我了。我知道我是取得了一些进步，但我还不够努力。我一直在回避一切让我感到不舒服的事情。我只会抱怨我的生活，但我对此又无法改变，连我都对自己感到很厌烦。

练习 10 的中阶难度来访者陈述

中阶难度来访者陈述 4

[**愤怒**] 我现在感到非常愤怒，我觉得自己无权这么想。是我毁了我的友情。我只会把人推开。我太敏感、苛刻又匮乏。我太容易哭了，还希望每个人都能同情我——真是可悲啊！我妈妈说得对，我就是个残次品。

中阶难度来访者陈述 5

[**绝望**] 为什么我就是做不对？这周我又丢了一笔生意，我的老板显然很失望。我又不能怪他，是我工作不够努力。我知道我的同事在争取这笔生意方面会做得更好，而我还不够聪明。这就像我要和我大哥竞争一样。我爸爸总是说他会成功，而我最终只会生活在一个盒子里。

✋ 在进入下一个难度之前，评估并调整难度（参见练习指导中的第三步）。

练习 10 的高阶难度来访者陈述

高阶难度来访者陈述 1

[**愤怒**] 你可能不相信我，但我真的很期待这次会谈。如果我够聪明，我就会早点出门以避开交通堵塞。但是我太傻了，我又没注意时间，所以现在我迟到了。我一路上对自己大喊大叫，我厌倦了我自己。

高阶难度来访者陈述 2

[**难过**] 我不配拥有幸福。我妈妈一直很孤独，这都是我的错。我没有给她打足够多的电话，也没有对她给我的一切表达足够的感激。我很自私。我应该和她住在一起，陪着她。我的意思是，反正我也没有自己的生活。如果她出了什么事，她就说我会为自己的所作所为感到后悔的。在这一点上，她可能也是对的。

练习 10 的高阶难度来访者陈述

高阶难度来访者陈述 3

[**绝望**] 我就是不够好。我的执照考试又有一个部分不及格了,我又得补考了。我真是没资格成为一名医生啊。我爸爸说我不该试着去做这么困难的工作——这超出了我的能力范围。

高阶难度来访者陈述 4

[**后悔**] 我竟然在心理治疗上花了这么多年,我这是怎么了?怎么会花了这么长时间才意识到自己生活在一段破坏性的关系里?为什么我没有早点看到呢?也许我喜欢被虐。也许我只是一个寻求关注的大惊小怪的人吧。我妈妈说得对,真是浪费时间。我永远也不会原谅我自己。

高阶难度来访者陈述 5

[**惊恐**] 我一直走到停车场,然后就被吓坏了。我无法独自走进餐厅。我什么时候才能长大,克服这可笑的恐惧症?我已经是一个 45 岁的女人了,我的行为就像一个软弱又可悲的怕鬼的小孩子。我真是一个麻烦的人啊!

评估并调整难度(参见练习指导中的第三步)。如果合适,那么请按照指导将练习变得更具挑战性(参见附录 A)。

治疗师示范回应

请记住:在阅读示范回应之前,受训者应尝试即兴做出自己的回应。**不要逐字逐句地复述以下回应,除非自己无法做出回应!**

练习 10 的治疗师示范回应（针对初阶难度来访者陈述）

对初阶难度来访者陈述 1 的示范回应

这听起来像是你的内在批评者模式被触发了。这就是你内在的那个部分，它让你变得对自己苛责并感到羞愧，这是不公平的。当你还是个孩子的时候，你会觉得自己不值得被爱、不值得被人关注（标准 1）。这个信息不仅有害，而且还是错误的（标准 2）。包括你在内的每个孩子都是值得被爱和被人关注的。我关心你，是因为你值得这份关心。你是一个善良的人，我会帮助你建立那些在你生命中缺失的联结，它们不但重要而且有意义（标准 3）。

对初阶难度来访者陈述 2 的示范回应

我正在感受你内在批判者模式的声音——那是你爸爸的声音，他永远看不到自己的宝贝孩子有多么善良和美丽（标准 1）。对于这个批评者来说，没有什么是足够好的，他总是预测一个糟糕的结果。他必须保持沉默，因为无论他想标榜自己要为你提供什么保护，他都会用这条错误的信息伤害你（标准 2）。没有人是完美的，但我们都认为自己的方式足够好。你已经做好了充分的准备，你不需要完美，你只要做你自己就够了（标准 3）。

对初阶难度来访者陈述 3 的示范回应

每个孩子都需要感受到来自照料者的疼惜和接纳。你所说的听起来像是内在的批评者出现了，正如你所注意到的那样，那是你妈妈的声音（标准 1）。这个声音很刺耳，对你也非常不公平，而且它不是事实（标准 2）。你是一个可爱的人，约翰没有叫上你一起吃饭肯定还有别的原因。我会帮你考虑其他原因的，我们一起努力让这个内在批评者模式安静下来（标准 3）。

练习 10 的治疗师示范回应（针对初阶难度来访者陈述）

对初阶难度来访者陈述 4 的示范回应

这听起来像是你的内在批评者模式。当你在挣扎时，我听到它对你那么苛责，这是一件多么令人痛心的事。当你还很小的时候，从来没有人引导和支持过你，而这是每个孩子都需要的（标准 1）。只要你做得不完美，你的内在批评者就会马上跳出来贬低你、惩罚你，这必须要打住。我们要成为盟友，共同对抗这些不真实的声音（标准 2）。我看到在我面前有个人一直在挣扎，一直努力疗伤并做出一些艰难的选择。这个过程很缓慢，但她很棒，她一直在成长（标准 3）。

对初阶难度来访者陈述 5 的示范回应

看起来，在你还是个孩子的时候就接收到了这样的信息，也就是说，你对难过、哀伤或伤害的完全合理的需求被贴上了"牢骚"或"软弱"的标签，这就形成了一个内在批评者，现在当你受到伤害时，它就会出现（标准 1）。无论在什么情况下，它带给你的损失都是非常大的。批评者的部分对你这么苛刻是不公平的（标准 2）。重要的是，我们要承认这些难过，并为你的失去所带来的悲伤和痛苦腾出空间。你只是感到很难过，这是可以理解的。你有权拥有这些感受（标准 3）。

练习 10 的治疗师示范回应（针对中阶难度来访者陈述）

对中阶难度来访者陈述 1 的示范回应

他们告诉你不能相信自己的能力，这是一件多么令人难过的事。每个孩子的努力和奋斗都是需要得到表扬和认可的。你会这样说自己，显然是你的内在批判者模式被激活了，它源自你父母在你的早年生活中传递给你的信息（标准 1）。这些负面的声音都是不合理的。即使这位批评者可能会对你试图阻止一些让人觉得难堪的结果表示惊讶，但这么说话是不准确的，而且很刺耳，让人无法接受（标准 2）。你之所以能够获得这次晋升，是因为你在工作中格外努力，甚至超出了你自己的极限。你做得很好，你有权庆祝这场胜利（标准 3）。

练习 10 的治疗师示范回应（针对中阶难度来访者陈述）

对中阶难度来访者陈述 2 的示范回应

你妈妈这么说显然是有问题的，因为她让你觉得自己不值得任何人的关注。难怪你形成了这种内在批评者模式，这个模式对你来说真是太过分了。你至今仍然会觉得那苛责的部分就刻在你的骨子里（标准1）。不管你妈妈的意图是什么，她对一个惹人疼爱且无辜的小孩说这样的话就是不对的（标准2）。体验被拒绝或被忽视的感觉是痛苦的。但我想，我可以和你一起找到一种合理的解释来理解那天到底发生了什么，并帮助你处理好这些感受（标准3）。

对中阶难度来访者陈述 3 的示范回应

这是你的内在批评者模式，是不耐烦、严厉和苛求的部分。你可能在过去就听到过其中一些批评的声音，不论是这样还是那样的版本，它们始终存在着（标准1）。归根结底，这些批评的声音对你实在太不公平了，而且对你也没有任何帮助（标准2）。我非常关心你。我知道要面对新的挑战是一件可怕的事。你愿意让我了解你，这对你来说已经迈出相当大的一步了，认识你是我的荣幸。我认为你可能需要试着拥有一个新的声音，比如："我现在很好，我会在我自己的时间范围内，以我自己的方式继续成长、学习并做出合理的选择。"对你内在的批评者，你可以说："拜托，别管我！"（标准3）

对中阶难度来访者陈述 4 的示范回应

现在，这是你的批评者模式在说话。这是来自你妈妈的内在信息，当你还是个孩子的时候，她就无法满足你对爱和关注的正常需求（标准1），反而还指责你，说你是个"残次品"。这是一种惩罚性的表达，也是让人无法接受的。没有孩子是残次品（标准2）。你就像其他任何一个孩子一样，生来就是需要精神支持的、敏感的、可爱而天真的，我们可以更仔细地探讨在你的友情中所发生的事情，而不会让你受到只给你带来伤害的严厉指责和批评（标准3）。

练习 10 的治疗师示范回应（针对中阶难度来访者陈述）

对中阶难度来访者陈述 5 的示范回应

从你很小的时候起，你就知道在你爸爸看来无论你做什么都不对。这是你的内在批评者模式在说话，当事情做得不完美时，它就会被激活，对你变得苛责而极具杀伤力（标准 1）。你爸爸拿你和你哥哥做比较，而不尊重你作为一个独立的人，还迫使你以不合理的方式竞争，这太不公平了。这样是不行的，从来都是不对的（标准 2）。我们不论谁都会在工作中遇到某个状态很差的一天或经历低谷的阶段，这是我们的权利。我们不可能永远都能把所有事情做对。你没问题，你不需要为得到你爸爸的认可而去竞争。我们会一起处理这部分的（标准 3）。

练习 10 的治疗师示范回应（针对高阶难度来访者陈述）

对高阶难度来访者陈述 1 的示范回应

所有的孩子都需要他们所依靠的成年人给他们引导、支持、赞扬和接纳。你说的这些听起来像是一种内在的批评者模式，它放大了你爷爷对你不切实际的期望，充满了苛责的信息（标准 1）。你说自己傻，这太极端了。是你爷爷错了，是他的期望过高、反应过度（标准 2）。你不可能时刻对交通情况了如指掌。当你犯错误或面临困难时，并不是因为你傻，这是生活中常常会出现的情况。我当然相信你想来这里，而且我也很高兴你在堵车的情况下依然会出现在这里（标准 3）。

对高阶难度来访者陈述 2 的示范回应

啊，这些信息听起来没有给你留下任何快乐的余地，就好像你被带到这个世界上只是为了照顾你妈妈。这听起来像是一种非常强烈的内在批评者模式被激活了（标准 1）。妈妈就是应该关爱和保护孩子、鼓励孩子，让孩子成长并发现对自己的认同。也就是说，你妈妈的职责应该是支持你的自主性。只考虑自己的人不是你（标准 2）。你有权拥有自己的幸福。你对你妈妈的关心太专注了，即使这可能意味着你要放弃自己的权利和需要也在所不惜。你很有爱心，你也有权拥有自己的生活（标准 3）。

练习 10 的治疗师示范回应（针对高阶难度来访者陈述）

对高阶难度来访者陈述 3 的示范回应

这一瞬间，你的批评者模式被激活了，你很快就被来自你爸爸的声音影响到了。这听起来像是他教会了你如何在犯错时对自己失去信心以避免挑战（标准 1）。你只有部分考试不及格，但你的内在批评者却把全部注意力都放在这上面，这是不公平的。这并不意味着你就不能成为一名医生。你爸爸的批评是不公平的，而且过于负面。现在你的批评者也在附和他，这是让人无法接受的（标准 2）。你足够优秀，但有时我们都会面临挑战，如果我们选择重试，就可以再来一次。你可以选择再考一次（标准 3）。

对高阶难度来访者陈述 4 的示范回应

啊！在你说的这些内容里，我清楚地听到了你的批评者在说话！所有的孩子都需要成年人在他们心烦意乱时给他们提供安慰和关注（标准 1）。你妈妈无法满足你与生俱来的需要，反而给了你一个关于自己的非常有失偏颇的信息—— 一个完全错误和不公平的信息（标准 2）。没有人喜欢被虐待，你也不会喜欢的，不论是被你妈妈虐待，还是现在被你男朋友虐待。你现在对事情有了更清晰的理解，你也在疗愈自己。尽管关系可能会非常复杂，但你没有问题（标准 3）。

对高阶难度来访者陈述 5 的示范回应

所有的孩子都有恐惧的时候，需要他们的照料者安抚他们，让他们感到安全。你说的这些显然是有一个内在的批评者模式被激活了，它在你害怕的时候向你发出了严厉批评的信息（标准 1）。对任何人来说，在一个五岁大的孩子感到害怕时给她这样的信息是多么令人难过、多么不公平。她需要的是宽慰人心的安抚和温和鼓励的声音，而不是评判和刻薄（标准 2）。我会帮助你，为你的内在小孩，同时也为你成熟的自己创造一些明确的信息。这一次，你成功地走到了停车场，这对你来说就是一大进步。让我们一点点地前进，我为你感到骄傲（标准 3）。

第 13 章

练习 11：对适应不良应对模式进行有限再抚育：共情面质

准备

1. 阅读第 2 章中的说明。

2. 附录 A 中的刻意练习反应评估表和附录 B 中的刻意练习日记表。

技术描述

技术难度等级：高阶

共情面质是一种有限再抚育式的回应，用于处理适应不良的应对方式。治疗师需要指出在应对模式中出现的问题行为如何不满足来访者的需求。例如，用欺凌和攻击的行为把别人推开会阻止来访者在亲密关系中建立起他们需要的情感联结。基于来访者的早年的经验和他们在这个过程中形成的应对问题的行为模式（模式），治疗师需要通过共情来表达对这些应对模式行为成因的清晰理解，同时还要指出这些行为模式是如何自我挫败并阻碍了来访者对需求的满足的。当目标行为阻碍了来访者健康的人际关系和现实功能时，面质这一部分至关重要，因为这是人格障碍问题的重要组成部分。

在这项练习中，治疗师应首先用一种温和的、不加批评的语气强调来访者有问题的应对模式行为及其后果。尽管在每个来访者的陈述中都标明了其表达的是哪种适应不良应对模式（比如，回避保护者模式；参见附录C的应对模式列表），但治疗师不需要在他们的反应中明确指出当前出现的具体是哪种应对模式。然后，治疗师要以共情的方式告诉来访者，这种行为模式是其童年时期遗留下来的生存反应。最后，为了能够更大限度上帮助来访者满足他们的需求，治疗师要相应地提出一种具体的替代行为。总而言之，这些干预策略所传递的信息是，来访者存在这些有问题的行为模式不是他们的错，他们配得上自己的需求，而且他们也能够找到新的、更具适应性的方式来满足这些需求。

技术标准
1. 以温和、不加批评的方式指出应对模式行为是如何存在问题的，因为它无法满足来访者的需求。
2. 将这样的理解告诉来访者，即这是童年时期的核心需求在未得到满足的情况下遗留下来的生存反应。
3. 需要提出一种必要的替代行为来满足来访者的需求。

练习范例

范例 1

来访者：［恼怒，回避保护者模式］我就是没有什么感觉。我更像是一个思考者，不怎么情绪化。我也看不出讨论情绪有什么价值。

我妻子一直抱怨我从来不告诉她我的感受。这让我很痛苦，而且无论如何也不会有什么结果。如果那时候我就对我在那个疯狂且不正常的家庭里所产生的各种情绪都做出反应的话，我就根本无法活下来。因此，就像我爸爸喜欢说的那样，"我懒得跟你说话"。

治疗师：我知道，当这堵"墙"竖起来时，它会阻挡所有的情绪，但它在同时也会阻碍你的需求得到满足。这是你在人际关系中挣扎的部分原因（标准 1）。这不是你的错，这都是你学到的东西。你形成这种模式是为了能够在一个非常混乱和苛刻的童年环境中保护自己。情绪是不能靠忍来解决的，而当你小时候表达这些情绪时，你就会感到软弱和羞愧（标准 2）。我们可以丢掉这些有偏见的情绪信息，这样你就可以拥有那些深刻而有意义的联结了，那才是你需要的，你始终需要它们（标准 3）。

范例 2

来访者：［羞愧，针对自我牺牲图式的顺从的屈从者模式］我知道我上周给你打了两次电话，真的很抱歉。我应该能够独自处理这种情况的。我知道你的工作很忙，你也有权在你和来访者工作之余休息一下。我知道在我成长的过程中，我在家里可以做很多事情。比起幼小的我和我那酗酒的妈妈、爱发怒的爸爸，还是发生了一些更重要的事情。我现在过得很好，所以我给你带了一些花来对你表示感谢。我今天其实没什么好说的。你这周过得怎么样？

治疗师：你想得真周到。非常感谢你的用心。不过，我觉得这反映了你的一种应对模式——你总是关心别人的需求，但从不关心自己的需求。它让你在成人世界的人际关系中保持沉默和沮丧，因为你的需求永远得不到满足（标准 1）。我猜你可能在很久以前就学会了这种应对方式，即向要求妥协，牺牲自己的需求和意见，尤其是当你妈妈酗酒、你爸爸生气、整个家让你觉得很可怕的时候（标准 2）。我很高兴你能在那次危机中给我打电话，我也很高兴能够帮到你。你对我来说不是负担。你不需要为了我而牺牲自己的需求。我是为你而在这儿的。这里是属于你的空间（标准 3）。

范例 3

来访者：［愤怒，自我夸大者模式］我不明白我怎么就不能进行一次完整的治疗？当时路上太堵了，而我又有一个董事会的会议，这才导致我迟到了。这太可笑了。你根本不明白我的工作有多重要。我爸爸告诉过我，拥有超凡成就的人才是最有用的，他们可以拥有不同的游戏规则和特权。我是公司的总裁，但我并不指望你能理解这一点，因为你只是个治疗师。

治疗师：我不能给你额外的时间，因为这对我的其他来访者或我自己都不公平。你期待自己应该有特殊的游戏规则，这是你在与你同事的关系中出现问题的部分原因——在你的婚姻中也是如此（标准 1）。我理解你爸爸对你所说的，你必须成为一名卓越的成就者，你能够做任何你想做的事情，并拥有任何你想要的东西且不会有任何后果，就像你觉得你似乎有权享受特权和特殊的游戏规则一样（标准 2）。这不是你的错，但如果你想让你的婚姻和其他关系能够继续维持下去的话，那么这绝对是你需要改变的地方。关系的本质是关于付出和索取、限制和后果的平衡（标准 3）。

练习指导
第一步：角色扮演并反馈
• 来访者先说第一个初阶难度的来访者陈述，治疗师根据技术标准做出**即兴**回应。 • 训练者（如果没有训练者，则由来访者）根据技术标准提供**简短**的反馈。 • 来访者重复刚才的陈述，治疗师再次即兴做出回应。训练者（或来访者）给予简短的反馈。
第二步：重复
• 重复第一步，直到完成所有**当前难度级别**（初阶、中阶或高阶）的陈述。
第三步：评估并调整难度等级
• 治疗师利用刻意练习反应评估表（见附录 A）来决定是否调整难度级别。
第四步：重复
• 重复第一步至第三步至少 15 分钟。 • 交换角色。

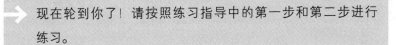

现在轮到你了！请按照练习指导中的第一步和第二步进行练习。

　　请记住：练习的目的是让受训者在使用技术标准且感受真实的情况下，练习如何即兴回应来访者。**本练习的末尾提供了针对每个来访者陈述的治疗师示范回应。在阅读这些示范之前，受训者应尽可能尝试自己独立回应。**

练习 11 的初阶难度来访者陈述
初阶难度来访者陈述 1
[**难过，回避保护者模式**] 当我的朋友在最后一刻打电话来取消了我们的计划时，我真的很难过，当时我不禁流下了几滴眼泪。[**语气乐观**] 我不知道我为什么会有这么大的反应，这真的根本没什么大不了的。
初阶难度来访者陈述 2
[**愤怒，愤怒保护者模式**] 我被骗了，因为我没有机会真正了解我爸爸。我真的没有失去任何东西——他就是个混蛋。
初阶难度来访者陈述 3
[**难过，分离保护者模式**] 我从小就感受不到爱，对任何人来说我都不重要。[**迷失方向**] 这就是你问我的问题吗？我的脑子一片空白。
初阶难度来访者陈述 4
[**难过，自我夸大者模式**] 今天又没有人叫我一起吃午饭。当我的同事们讨论午饭吃什么时，完全把我当成了透明人。你知道吗？谁会在乎他们啊？！他们都很无聊，而且也不是一群有趣的人。他们只是在嫉妒我而已！
初阶难度来访者陈述 5
[**愤怒，分离保护者模式**] 每当我想到自己小时候如此缺乏安全感时，我心里的火就蹭一下地窜上来了。我觉得他们对待我的方式就是犯罪。但我想是我太敏感了。那些杀不死你的，终将使你更强大。

✋ 在进入下一个难度之前，评估并调整难度（参见练习指导中的第三步）。

练习 11 的中阶难度来访者陈述

中阶难度来访者陈述 1

[**焦虑，针对自我牺牲图式的顺从的屈从者模式**] 我本应该取消今天的会谈，因为我需要时间来完成明天我老板的报告。这对她来说很重要，即使通宵不吃饭、不睡觉我也没有足够的时间来完成她让我做的工作。小时候，我妈妈病得很重，我们都必须专于照顾她。我们经常几乎不睡觉，甚至不吃饭，但当时算是处于一种生死关头。也许我今天可以在 20 分钟后早点离开吧，这样我就可以回去工作了，行吗？

中阶难度来访者陈述 2

[**平淡，针对遗弃图式的顺从的屈从者模式**] 每个人都会离开我，你也不会例外。你不能指望任何人，一直以来都是这样。我爸爸在我出生前就去世了，妈妈在我六个月大的时候也自杀了。我怎么会认为其他事情对我来说都是可能的呢？所以我从未结过婚，我只会利用一夜情来寻找亲密关系——不做任何承诺。

中阶难度来访者陈述 3

[**焦虑，针对屈从图式的顺从的屈从者模式**] 当我与妻子在一些哪怕很小的事情上有意见分歧时，我也会感到非常害怕。我觉得我小时候和我爸爸在一起时也是这样。如果我说了他不喜欢的话，他就会开始大喊大叫，有时甚至会打我。感觉冒这个风险和他交流是不值得的，现在的感觉也是一样。可问题是，除非她提议按我的想法来，否则我们在一起做事她从来不会听我的。

中阶难度来访者陈述 4

[**难过，针对自我牺牲图式的顺从的屈从者模式**] 我奶奶去世是我所经历过的最沉重的丧失之一。她是唯一一个真正爱我的人，而相比之下，每当我表现出任何情绪的时候，其他人都只会给把巨大的负罪感压在我身上。但我现在有更重要的事情需要关注——我要考虑如何帮助我的弟弟为他即将到来的工作面试做准备。我认为会有很多人申请这个职位，竞争对他来说会很激烈。

练习 11 的中阶难度来访者陈述

中阶难度来访者陈述 5

[**焦虑，针对自我牺牲图式的顺从的屈从者模式**] 我担心今天没有足够多的时间来处理我本周正在应付的所有冲突。我知道我不该向你讨要额外的时间。我的意思是，我知道你很在乎这个，你付出了很多，我不想让你觉得我对你没有任何感激之情。我真的是，就在我说这句话的时候，我能听到我妈妈告诉我说不要再这么自私了。我太抱歉了。我能想象到的只是我已经冒犯了你，因为我看起来如此忘恩负义，如此匮乏。

✋ 在进入下一个难度之前，评估并调整难度（参见练习指导中的第三步）。

练习 11 的高阶难度来访者陈述

高阶难度来访者陈述 1

[**愤怒，自我夸大者模式**] 我不明白我怎么就不能进行一次完整的治疗？当时路上太堵了，而我又有一个董事会的会议，这才导致我迟到了。这太可笑了。你根本不明白我的工作有多重要。我爸爸告诉过我，拥有超凡成就的人才是最有用的，他们可以拥有不同的游戏规则和特权。我是公司的总裁，但我并不指望你能理解这一点，因为你只是个治疗师。你可能从未认识到，当你努力工作并取得极大成功时，你就有权享受特权。

高阶难度来访者陈述 2

[**沮丧，愤怒保护者模式**] 好吧，这就是我一直以来的方式。我的兄弟姐妹被允许当一个真正的孩子，他们可以犯错，可以玩耍，可以害怕。不像我，我被"选"为一个硬汉，一个勇敢的人，一个完美的人。这太可笑了。你为什么总是在问我这些愚蠢的问题？这都是过去的事了，你无法改变它。你就像我的女朋友一样，整天在寻找"感受"。感受什么的就是在浪费时间，感受又不能当饭吃。

练习 11 的高阶难度来访者陈述

高阶难度来访者陈述 3

[沮丧，欺凌攻击模式] 是的，我依然睡不好觉，在处理工作上也有很多麻烦事。是啊，我还在为离婚而难过……但我不知道你为什么一直问我前妻离开我时的感受。那是很久以前的事了，我看不出这和现在有什么关系。你的口气开始像个二流的费尔医生了。我甚至都可以听得到，如果我爸爸知道我在和你说这些，那么他会嘲笑我的，他会说自怨自艾没有任何意义，治疗师只想着让你哭，这样他们就能感觉到自己成功了。

高阶难度来访者陈述 4

[乐观，自我夸大者模式] 是啊，我们可以晚点再谈我的感情问题。我想你一定很想知道我周末是怎么过的吧。嗯，我不仅为这次活动买了最漂亮、最昂贵的套装，我还坐在了最有名的教授旁边。我知道我这是故意的，因为活动的主席知道我在大学取得的成功，以及我对系里非常慷慨的资助。我不想吹嘘什么，但我想你会觉得这很有趣。我知道如果我妈妈还活着，她就会觉得这很有趣。只要是和她的孩子有关的事，对她来说就是最重要的。无论如何我都要让她看起来处于很好的状态！

高阶难度来访者陈述 5

[怀疑和愤怒，欺凌攻击模式] 所以，你说你很关心我和我的家人，但还是让我们面对现实吧，这只是一笔商业交易而已——我付你钱，然后你对我说好话。真的，就是这样。我在很久以前就知道，当人们对你说好话时，他们只是想从你那里得到一些东西。当我妈妈想让我在她的朋友面前使她看起来很好的时候，她就会表现得很贴心。我是她的战利品。除了我自己，现在我谁也不相信。别误会，反正我比大多数人都聪明，我也学过心理学。

> ✋ 评估并调整难度（参见练习指导中的第三步）。如果合适，那
> 么请按照指导将练习变得更具挑战性（参见附录 A）。

治疗师示范回应

请记住：在阅读示范回应之前，受训者应尝试即兴做出自己的回
应。**不要逐字逐句地复述以下回应，除非自己无法做出回应！**

练习 11 的治疗师示范回应（针对初阶难度来访者陈述）
对初阶难度来访者陈述 1 的示范回应
当你感受到一些痛苦的事情，比如悲伤，然后你迅速质疑自己的感受并将其最小化时，你就是切断了一些重要信息，你就不知道你需要什么了（标准1）。我知道这是小时候的一种应对反应，因为那时候你的感受被批评或被贬低了（标准2）。然而，你需要认真对待你的难过感受，探索它所传递给你的信息，了解你需要什么（标准3）。
对初阶难度来访者陈述 2 的示范回应
你的愤怒是合情合理的，它传递了一个重要信息，即在你小时候你的基本需求没有得到满足。当你今天放弃它时，你可能会否认你需要情感联结（标准1）。在你小时候，你无法通过做任何事来让你爸爸腾出时间，所以你必须忍受自己对此的愤怒（标准2）。但是今天，为了了解那个人是否有空，以及你对健康情感联结的需求是否能得到满足，你需要意识到你在人际关系中的感受（标准3）。

练习 11 的治疗师示范回应（针对初阶难度来访者陈述）

对初阶难度来访者陈述 3 的示范回应

我觉得你刚才的疏离是因为感觉到自己不被爱和不重要是如此痛苦，但随后你只剩下空虚和麻木（标准 1）。作为一个孩子，只有选择不去感受那种令人窒息的痛苦，你才能在那个没有爱或关怀的环境中存活下来（标准 2）。今天，只要你能够活在当下，并且不在情感上让自己变得麻木或隔离，你就可以采取一些行动来获得爱和关注，这些都是你值得拥有的（标准 3）。

对初阶难度来访者陈述 4 的示范回应

一开始，你感受到我们的情感联结是安全的，然后你感受到了承担那种风险的焦虑，于是你切断了它（标准 1）。当你还是个孩子的时候，没有一个值得信赖的、支持你的成年人可以让你依靠，所以你害怕并避免让自己依赖任何人，这是可以理解的（标准 2）。然而，现在的你需要情感联结，当时的你也是如此。你可以尝试着依赖我们的关系，因为它是一个安全的存在（标准 3）。

对初阶难度来访者陈述 5 的示范回应

你当然会生气！所有的孩子都需要也理应获得安全。控制住你的愤怒，这样你"好父母"的那个部分就永远不会在"幼小的你"所需要的安全方面退让了（标准 1）。如果你没有找到什么方法把自己隔离开，你小时候的安全感缺失可能就会要了你的命（标准 2）。今天，当你置身于一些令你感到不安全的情境中时，你需要意识到这种愤怒，这样你就不会拿自己的安全来冒险，把自己置于危险的境地了（标准 3）。

练习 11 的治疗师示范回应（针对中阶难度来访者陈述）
对中阶难度来访者陈述 1 的示范回应
啊，听起来你对老板需求的投入似乎是无度的。你这是怎么了？你需要这些治疗会谈，当然，你也需要睡眠和营养摄入（标准 1）。在你成长的环境中，你妈妈的需求是巨大的，而且总是排在家庭里的第一位。由于留给你的东西所剩无几，因此你学会了拒绝自己的需求，并且勉强度日。然而，你今天的需求和你小时候的需求同样重要，今天你不应该总是为了别人的需要而把自己的需求放在一边。
对中阶难度来访者陈述 2 的示范回应
那个"幼小的你"身边没有任何人，也默认了没有人会留下来帮你——即使是你的治疗师也会如此——而你将永远孤独。一想到这里，我就感到非常难过（标准 1）。我很能理解你会产生这样的想法，这与你曾经的悲惨经历有关（标准 2）。但是，如果你相信真的没有人会留下来，你就不会愿意冒险尝试与他人建立联结了，而与他人建立联结对于发展重要关系来说是必不可少的，不仅你想要，我们都需要（标准 3）。
对中阶难度来访者陈述 3 的示范回应
是的，你的自主性或在家里做决定的部分需求一直没有得到满足，而你的妻子可能并没有意识到这一点（标准 1）。我能理解，你在小时候曾因为想得到自己想要的或需要的而体验到恐惧甚至受到惩罚，于是你不得不选择沉默（标准 2）。不过，如今你作为成年人，你有权表达你想要的和你需要的，并与他人平等地做决定。只有当你能克服过去的信息对你的干扰，并在感觉更安全的关系中给自己机会时，这一切才会成为可能（标准 3）。

练习 11 的治疗师示范回应（针对中阶难度来访者陈述）

对中阶难度来访者陈述 4 的示范回应

我注意到，一旦你开始感到难过，并回想起失去奶奶——那个无条件爱你的人——所带给你的痛苦时，你就会切换到你内心的那个部分，它会让你感到内疚，因为你专注于自己和你的需求（标准 1）。当然，你会觉得自己有必要专注于你的弟弟，因为所有的内疚感都加在了你身上，而过去只有你的奶奶允许你表达自己的感受（标准 2）。然而，每当你背离了自己的感受时，你脆弱的那部分又会被忽视，让你感到内疚，你的需求就得不到满足了。在和我一起的这个空间里，你的感受和需求很重要。我想知道更多让你难过的事。你有权感受你的悲伤（标准 3）。

对中阶难度来访者陈述 5 的示范回应

你内心有一部分真的很难向我寻求帮助，需要一些额外的时间。同时，你的另一部分开始道歉，因为你认为你冒犯了我（标准 1）。我可以想象，顺从妈妈的声音可能会帮你减少负罪感和自私感，但它也会阻碍你寻求机会来获得你所需要的支持和应得的关心（标准 2）。你始终都需要也理应得到这种关心，你永远不会成为我的负担。事实上，你能鼓起勇气希望我给你额外的时间，这很让我为你感到自豪。你在维护自己，而且也没有冒犯到我（标准 3）。

练习 11 的治疗师示范回应（针对高阶难度来访者陈述）

对高阶难度来访者陈述 1 的示范回应

我不能给你额外的时间，因为这对我的其他来访者或我自己都不公平。你期待自己应该有特殊的游戏规则，这是你在与你同事的关系中出现问题的部分原因——在你的婚姻中也是如此（标准 1）。我理解你爸爸对你所说的，你必须成为一名卓越的成就者，你能够做任何你想做的事情，并拥有任何你想要的东西且不会有任何后果，就像你觉得你似乎有权享受特权和特殊的游戏规则一样（标准 2）。这不是你的错，但如果你想让你的婚姻和其他关系能够继续维持下去的话，那么这绝对是你需要改变的地方。关系的本质是关于付出和索取、限制和后果的平衡（标准 3）。

对高阶难度来访者陈述 2 的示范回应

你的那一部分又一次让我感受到自己无法与你更亲密，因为你对治疗和我们的联结持批评态度（标准 1）。这不是你的错，因为这都是你学来的。人们都希望你不再是个孩子，不去满足那些不切实际的要求，而你有责任面质这个声音。我将帮助你，让你的感受被看见和表达（标准 2）。这是一种未得到满足的需求，也是你的女朋友受到伤害、你们的关系受损的部分原因。我可以帮你，但我们得让这位"硬汉"让位（标准 3）。

对高阶难度来访者陈述 3 的示范回应

这就是你困难的一面。这部分切断了你与合理悲伤的所有联结，并对治疗和治疗师的动机产生了怀疑和批评（标准 1）。很明显，你爸爸让你相信，当你允许自己体验那些困难的情绪时，你就是在浪费时间，你不应该相信任何想要以这种深入而私密的方式了解你的人。但这就是为什么你仍在为睡眠和与同事相处而苦苦挣扎的原因。分手的悲伤是合理的，也是令人痛苦的，它需要一个空间来感受和哀悼，就像你为了赢得爸爸的认可而不得不放弃所有的感觉一样。这是我可以帮助你的部分，但你必须意识到你爸爸说的这些是错误的，因为它就是错的（标准 3）。

练习 11 的治疗师示范回应（针对高阶难度来访者陈述）

对高阶难度来访者陈述 4 的示范回应

你取得了这么大的成就，我能想象得到你妈妈会有多高兴，也相信学校会感谢你所做的贡献。虽然这一切的确都非常令人印象深刻，但我感觉到你迫切需要认可的那部分已经将你填满。我希望你知道，你不需要为了得到我的关心和支持而向我证明自己（标准 1）。这不是批评，我只想让你知道我有多钦佩你的成功。但这并不是让你成为一个可爱的人和值得关心的人的关键。我想知道的是，分享你们关系中正常的失望和挣扎的想法是否会导致你现在和我一起进入这种寻求认可的模式（标准 2）。我很高兴我可以见证你的成就，但我更想把重心放在如何能够满足你内心受伤的那个部分的需要上，因为它也需要表达你的挣扎（标准 3）。

对高阶难度来访者陈述 5 的示范回应

当我表示出对你的关心和关注时，你内心里"我不需要任何人，我是更厉害的一方"的部分就会跑出来（标准 1）。由于你和你妈妈之间有过这样的经历，因此你不会轻易相信一个人对你的关心，我是能够理解这一点的，因为她会临时拿你当枪使，以获得她的一种特殊感。她的关心是有条件的，而你的表现则是为了满足她的需要。当你听到亲切和关怀的表达时，你很难分辨出这是"我"而不是你妈妈，也很难想象你不需要做些什么就能让我关心你。这是你从小就一直需要的东西（标准 2）。虽然你确实为一项服务而付钱给我了，但关心本身是人们所感受到的或者没有感受到的东西。所以，关心是免费的，也是真诚的（标准 3）。

第 14 章

练习 12：通过家庭作业打破行为模式

准备

1. 阅读第 2 章中的说明。

2. 附录 A 中的刻意练习反应评估表和附录 B 中的刻意练习日记表。

技术描述

技术难度等级：高阶

打破行为模式是图式疗法不可或缺的组成部分。在这个部分中，来访者会使用在治疗会谈中获得的觉察和自我理解来影响自己的行为变化，以健康成人的方式更好地满足自己的需求。这就是图式疗法中专注于增强健康成人模式的阶段。打破行为模式的过程是由治疗师建议或分配适当的、基于图式或模式的"家庭作业"来促进的，来访者可以在治疗会谈之外的一周时间内尝试这些作业，用以巩固或推进在治疗会谈过程中进行的治疗工作。在图式疗法中，许多自助的练习作业都可以使用，而且需要根据来访者的个体需求来有针对性地设计练习作业的内容。

在本项练习中，我们将重点关注在图式疗法中使用最广泛的四个打破行为模式的家庭作业。针对每个来访者陈述，治疗师应建议来访者在治疗会谈之外的一周时间内，从下列旨在打破行为模式的作业中选择一项进行尝试。

- **作业 1**：纸质应对卡或音频 / 视频应对卡；
- **作业 2**：书写作业（比如，写日记）；
- **作业 3**：图式或模式监测；
- **作业 4**：意象练习（比如，安全场所意象）。

基于来访者陈述的语境，治疗师需要在该部分的建议之后提供一个简单的原理说明，告诉来访者为什么这项作业会对他有帮助。从整体上说，这些干预策略需要传递这样的意思：通过反复练习，来访者可以增强其健康成人的部分，并巩固在治疗会谈中所做的工作。

技术标准
1. 建议来访者在治疗会谈之外的一周时间内，从下列作业中选择一项进行尝试。 　· 作业 1：纸质应对卡或音频 / 视频应对卡； 　· 作业 2：书写作业（比如，写日记）； 　· 作业 3：图式或模式监测； 　· 作业 4：意象练习（比如，安全场所意象）。 2. 解释这项作业可以如何帮助来访者延续治疗会谈过程中进行的工作。

练习范例

范例 1

来访者： ［冷静］我很高兴今天我们讨论了我从我的批评者模式中得到信息的准确性。现在，我感觉自己比批评者更强大了，但我如何才能保持这种力量？

治疗师： 我们可以制作一个音频应对卡，用来提醒你批评者是错的。无论什么时候，只要你听到批评者的声音，就可以拿出来听一听（标准 1，作业 1）。在今天的治疗会谈中，当我扮演你的健康成人模式角色来挑战你的批评者模式时，你应该已经真实地感受到了这个批评者的力量是多么有限。重复这一挑战将增强你的健康成人模式（标准 2）。

范例 2

来访者： ［紧张］今天我能够在我们的角色扮演中勇敢地对抗我爸爸，这感觉太棒了。但我不知道我是否会强大到在现实生活中真的去做这件事。

治疗师： 这周我想让你写下你可以想到的任何你想对你爸爸说的话。你不需要真的对他说，只要把它记下来就行了（标准 1，作业 2）。你今天已经勇敢地对抗他了，所以只要不断练习，你的能力就会变得更强。要做到这一点，你可以从寻找合适的词语来表达你的感受或你的需要开始（标准 2）。

范例 3

来访者： ［紧张］我意识到，由于我们今天做了这些工作，因此当我的屈从图式被激活时，我会选择屈从，选择与对我重要的人所做的决定保持一致，即使这并不是我真正想要或需要的结果。我可以做些什么来确保我能注意到图式何时被激活，同时能够做出更好的选择呢？

治疗师：开始改变这种行为的一种方法是监测你的图式被触发的信号，这样你就可以觉察到屈从对你的影响了（标准1，作业3）。这将有助于确保你停下来思考你是否像今天在治疗会谈中表现的那样，满足了自己的需求（标准2）。

范例 4

来访者：［**冷静**］这是一次非常有帮助的治疗会谈。我现在知道了，在我成长的过程中，表达自己的感受原本是应该得到支持的。我们做的意象重构工作让我感受到了获得支持是什么感觉，以及我今天对自己和其他人的看法会有多么不同。

治疗师：太棒了！重要的是，本周你要多次重温这一意象，去强化你在表达自己感受时获得别人支持的体验（标准1，作业4）。重温这一意象，会增强今天你在意象重构中表达情绪时所获得支持的体验（标准2）。

练习指导
第一步：角色扮演并反馈
• 来访者先说第一个初阶难度的来访者陈述，治疗师根据技术标准做出**即兴**回应。
• 训练者（如果没有训练者，则由来访者）根据技术标准提供**简短**的反馈。
• 来访者重复刚才的陈述，治疗师再次即兴做出回应。训练者（或来访者）给予简短的反馈。

练习指导
第二步：重复
• 重复第一步，直到完成所有**当前难度级别**（初阶、中阶或高阶）的陈述。
第三步：评估并调整难度等级
• 治疗师利用刻意练习反应评估表（见附录 A）来决定是否调整难度级别。
第四步：重复
• 重复第一步至第三步至少 15 分钟。 • 交换角色。

→ 现在轮到你了！请按照练习指导中的第一步和第二步进行练习。

请记住：练习的目的是让受训者在使用技术标准且感受真实的情况下，练习如何即兴回应来访者。**本练习的末尾提供了针对每个来访者陈述的治疗师示范回应。在阅读这些示范之前，受训者应尽可能尝试自己独立回应。**

练习 12 的初阶难度来访者陈述
初阶难度来访者陈述 1
[**紧张**]今天我能够在我们的角色扮演中勇敢地对抗我爸爸，这感觉太棒了。但我不知道我是否会强大到在现实生活中真的去做这件事。
初阶难度来访者陈述 2
[**快乐**]我真的很喜欢你在我们今天的意象工作中对"幼小的我"说的那些话。我能想象，如果在我感到害怕的时候能听到这些话，那么这会对我有多大的帮助。

练习 12 的初阶难度来访者陈述
初阶难度来访者陈述 3
[**担忧**] 我从我们今天讨论过的扬图式问卷的结果中了解到，我有一种缺陷 / 羞耻图式。它源自我童年时被对待的方式，当它被激活时，我所感受到的只有羞耻。
初阶难度来访者陈述 4
[**快乐**] 我很高兴今天我们讨论了我从我的批评者模式中得到信息的准确性。现在，我感觉自己比批评者更强大了，但我如何才能保持这种力量？
初阶难度来访者陈述 5
[**不确定**] 我希望我能鼓起勇气去对抗我的老板，就像我们今天练习的那样。你知道的，我倾向于避免对抗。在我家，表达失望或沮丧从来都是不被允许的。这么做太危险了。

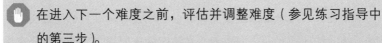 在进入下一个难度之前，评估并调整难度（参见练习指导中的第三步）。

练习 12 的中阶难度来访者陈述
中阶难度来访者陈述 1
[**充满希望**] 今天和你在一起让我觉得自己可能是个可爱的人，而不是我妈妈说的"那个让人讨厌的人"。这真是一种很好的感觉。那么，我要如何做才能抓住它呢？

练习 12 的中阶难度来访者陈述

中阶难度来访者陈述 2

[**好奇**] 今天，当你告诉我，我不需要通过表演或展现完美来引起你的注意时，我松了一口气。可是，这是让我妈妈注意到我的唯一方式，所以现在只要我和对我很重要的人在一起时，我就自然而然地变成了一个表演者。这么做的缺点是，我感觉自己像个冒牌货，而且没有人真正了解我。你还说过，想要一些关注是正常的。那么，我在治疗外的时间里该如何记住这些内容呢？

中阶难度来访者陈述 3

[**担忧**] 今天，当我的受虐儿童模式被激活时，我感到自己很怕你，过了好一会儿我才听到你说："看着我，我永远不会像你妈妈那样伤害你。"只要我听到你的声音，我就可以与我的健康成人模式联结。在家里，当我和妻子在一起的过程中这种模式被触发时，她会说："快长大吧，我可不是你妈妈，你是一个 6 英尺 ① 高、身强力壮的男人。"那我能做什么呢？

中阶难度来访者陈述 4

[**担忧**] 你给我的这个重要信息真的很难坚持。当你提醒我，说我有权做出自己的选择，有权拥有自己的观点和想法时，那种感觉真的太好了。可是，当我和我的伴侣在一起时，我很容易被触发，于是我让自己变得顺从，同时牺牲了自己的需求。

中阶难度来访者陈述 5

[**快乐**] 我知道我感觉好多了，因为我终于可以考虑自己能否离开这段不健康的关系了。也许就是我们一直在进行的模式对话让我能够从健康拥护者的角度来维护自己的权利，并通过我的愤怒儿童模式和健康拥护者模式来对抗拒绝我的、挑剔的、自恋的父母。我觉得我现在有选择了。我不会因为恐惧和绝望而继续维系这段关系的。

---

①　1 英尺 ≈0.3 米。——译者注

✋ 在进入下一个难度之前，评估并调整难度（参见练习指导中的第三步）。

练习 12 的高阶难度来访者陈述
高阶难度来访者陈述 1
[**快乐**] 是的，我知道我有个可怕的缺陷——羞耻图式和严厉而苛求的批评者模式。我很快就升级成欺凌攻击模式而怒不可遏了，就像我爸爸过去总是摆出的那副样子。我只想对我的妻子大喊大叫，因为她没有意识到我有多么努力，而我对我所造成的伤害感到多么抱歉。我似乎不能早点发现这个部分，无法把它关掉。但你的建议是，我可以注意颈部的紧张程度，把它作为一个早期的预警信号，这真的很管用。
高阶难度来访者陈述 2
[**坚定**] 我希望能够和爱我的外甥们建立那样的关系。但一想到对他们友好，我就觉得自己在向我那控制欲很强的姐姐屈服，就好像她又赢了。我喜欢我们所做的意象工作，我可以想象自己和他们在一起的时间，做他们的阿姨而不去注意我姐姐的反应。但我一直用愤世嫉俗的微笑防备着她，就好像她会再次主宰我的生活，然后我就变成一个可悲的失败者了。我不能走回头路，不能再被她虐待了。
高阶难度来访者陈述 3
[**乐观**] 哇，我看到了自己对女儿情绪挣扎的焦虑和我小时候被迫保护妈妈不自杀的恐惧之间的联系，这真是太有帮助了。我意识到我的女儿在她成长的过程中没有那些我曾经不得不去忍受的图式。我该怎么做才能坚持下去？

练习 12 的高阶难度来访者陈述

高阶难度来访者陈述 4

[**充满希望**] 记录我与其他人的互动真的很有帮助。现在，我开始能够更轻松地识别我的分离保护者模式了。事实上，我注意到，当我女友问我对她上周说的话有什么感觉时，我用了一个非常理智的答案来回答她——没有感觉。我能看到她的失望，我也能自我革新。你猜发生了什么？说出自己的感受让我感觉非常好。我希望在和别人互动的其他时间里也能捕捉到这样的瞬间。

高阶难度来访者陈述 5

[**好奇**] 在参加那个大型社交活动之前，和你一起在我的安全场所里做意象练习真的很舒服。我觉得当我成人的部分走进了有我生意伙伴在的场所时，我可以把我脆弱的部分安全地藏起来。尽管这还是很可怕，但我觉得我能做得到。我的整个生活都是为了避免我妈妈，也就是我的批评者，在那边提醒我，说我最好不要在别人面前出丑。那个声音会消失吗？

✋ 评估并调整难度（参见练习指导中的第三步）。如果合适，那么请按照指导将练习变得更具挑战性（参见附录 A）。

治疗师示范回应

请记住：在阅读示范回应之前，受训者应尝试即兴做出自己的回应。**不要逐字逐句地复述以下回应，除非自己无法做出回应！**

练习 12 的治疗师示范回应（针对初阶难度来访者陈述）

对初阶难度来访者陈述 1 的示范回应

这周我想让你写下你可以想到的任何你想对你爸爸说的话。你不需要真的对他说，只要把它记下来就行了（标准 1，作业 2）。你今天已经勇敢地对抗他了，所以只要不断练习，你的能力就会变得更强。要做到这一点，你可以从寻找合适的词语来表达你的感受或需要开始（标准 2）。

对初阶难度来访者陈述 2 的示范回应

当然可以，因为就像所有的孩子一样，"幼小的你"也需要得到认可。幸运的是，今天我已经录下了我和"幼小的你"之间的对话。我会将文件发送给你，这样你就可以在需要的时候在你的手机上再次播放了（标准 1，作业 1）。这周你可以随时播放，这样"幼小的你"就可以再次听到那些"好父母"的声音了。这样做将强化你在今天的会谈中所做的工作，并将新的信息带入你的生活（标准 2）。

对初阶难度来访者陈述 3 的示范回应

那些名字来自你的批评者模式被触发的状态，它把你带回到你童年时期大家叫你这些名字的经历。我们需要为你找到一种方法，用你的健康成人模式来对抗这种批评这模式。我提议我们来写一张图式应对卡（标准 1，作业 1）。每当你感到羞耻时，你都可以读一遍卡片，记住我们今天所讨论的内容。这么做将有助于增强你的健康成人模式（标准 2）。

对初阶难度来访者陈述 4 的示范回应

我们可以制作一个音频应对卡，用来提醒你批评者是错的。无论什么时候，只要你听到批评者的声音，就可以拿出来听一听（标准 1，作业 1）。在今天的治疗会谈中，当我扮演你的健康成人模式角色来挑战你的批评者模式时，你应该真实地感受到了其力量的局限性。重复这一挑战将增强你的健康成人模式（标准 2）。

练习 12 的治疗师示范回应（针对初阶难度来访者陈述）

对初阶难度来访者陈述 5 的示范回应

我可以为你制作一张应对卡，它会提醒你要使用的措辞。你可以在你和老板见面之前先读一读（标准 1，作业 1）。在你面前的文字可以为你的健康成人模式提供支持（标准 2）。

练习 12 的治疗师示范回应（针对中阶难度来访者陈述）

对中阶难度来访者陈述 1 的示范回应

你可以回到今天听到我的确认性陈述时的感受上。你可以构想出一幅画面，你在我办公室里，它看起来是什么样子的、有什么气味和风景，同时想象着你听到了我的声音（标准 1，作业 4）。重温这一经历的画面，并回想我说的话——我认为你是可爱而有趣的，过去和现在的你都是如此。这能进一步削弱图式的力量（标准 2）。

对中阶难度来访者陈述 2 的示范回应

一种方法是，我们可以准备一些应对卡，上面写着这样的信息："你只要做好你自己，你就值得被关心并得到别人的关注。""想要甚至是请求别人关注自己是没有问题的。"你可以把它们贴在浴室的镜子上，这样你就能经常看到它们了（标准 1，作业 1）。这么做能帮助你记住你在今天的会谈中所感受到的轻松和平静，并与负面信息做斗争（标准 2）。

对中阶难度来访者陈述 3 的示范回应

我们可以制作一张音频应对卡，其中包含了你进入健康成人模式所需的信息。你可以在和妻子开始一些严肃的讨论之前先播放它（标准 1，作业 1）。练习与健康成人模式建立联结，就像你在今天的会谈中所做的那样，这会增强你的那一部分，使你能够更好地保护那个"幼小的你"（标准 2）。

练习 12 的治疗师示范回应（针对中阶难度来访者陈述）

对中阶难度来访者陈述 4 的示范回应

我要制作一个音频应对卡给你听，让你可以重复我们今天所学的内容
（标准 1，作业 1）。你可以在我们会谈之外的时间里听到我的声音，同
时引导你完成一系列的过程，比如，识别触发因素、保护你的脆弱儿
童、以健康成人模式的角色为你开路，维护你的选择、感受和意见，
就像我在今天的会谈中所做的那样（标准 2）。

对中阶难度来访者陈述 5 的示范回应

我也能看到这一点，我为你感到骄傲！让我们在本周继续监测这些模
式吧，因为你会在与你伴侣的调停会中面临一些艰难的决定。你需要
密切关注，当你发现自己有任何滑入自我怀疑、顺从、屈从模式等状
态的迹象时，你都可以进行干预，然后离开片刻，喘口气，进入健康
成人模式（标准 1，作业 3）。作为自恋父母的孩子，你别无选择。可
悲的是，你被他们的要求和情感忽视所俘虏。你在今天的会谈中也意
识到了，现在你就可以做出你自己的选择了，也可以让你的需求得到
满足（标准 2）。

练习 12 的治疗师示范回应（针对高阶难度来访者陈述）

对高阶难度来访者陈述 1 的示范回应

重要的是，你要继续放慢脚步，注意你在身体的哪个部位感受到了这
种感觉。本周，我希望你每天都能监测自己的模式。你只要扫描你的
身体，注意到你感受到这种感觉的瞬间（标准 1，作业 3）。这将提醒
你花上几分钟时间与你感到受伤和羞耻的小男孩待在一起，就像今天
的会谈一样。在这段时间里，他需要一些安慰和共情来防止自己进入
"战斗"模式（标准 2）。

练习 12 的治疗师示范回应（针对高阶难度来访者陈述）

对高阶难度来访者陈述 2 的示范回应

我会把意象练习录下来，给你在本周内收听。我希望你能作为一个健康成人，继续专注于你与外甥们在一起时所体验到的力量和权利感（标准 1，作业 4）。在面对你的姐姐时，"幼小的你"感到自己好像是无能为力的。但是，我们今天所做的意象练习可以提醒你，你现在是一个成熟的女人了，你有能力，而且足智多谋。你无须再受制于你的姐姐，你的外甥们也是青少年，他们很想和他们最喜欢的阿姨相处融洽（标准 2）。

对高阶难度来访者陈述 3 的示范回应

现在，我希望你每天在日记、意象和呼吸练习中与"幼小的你"保持联结，提醒她现在她是安全的，她不需要承担什么责任，她有权因自己被置于如此糟糕的境地而生气（标准 1，作业 2）。这些将延续我们今天所做的工作，以减轻你心中那个小女孩的负担，因为她作为一个孩子被赋予了不公平和不合时宜的角色。你的女儿和许多青少年一样在苦苦挣扎，但她有一位慈爱和保护她的妈妈会支持她（标准 2）。

对高阶难度来访者陈述 4 的示范回应

太棒了！祝贺你。让我们看看我们是否能从你的日记中识别出一些让你觉察到自己分离模式的词语、句子和感受。让我们在接下来的日记中放大这种觉察吧（标准 1，作业 2）。有一些明显的图式激活的瞬间会导致不适和抽离的感觉。你今天已经意识到了这些联结的存在，而日记是一种可以延续这项工作的方式（标准 2）。

对高阶难度来访者陈述 5 的示范回应

是的，你在保护你的脆弱儿童方面做得很棒！你可以每天都做这个练习吗（标准 1，作业 4）？随着时间的推移，这样的练习会逐渐减轻你的那个"内在批评者"（妈妈）的声音；而与此同时，你会像在今天的治疗会谈中一样，用你健康成人的部分保护你脆弱儿童的部分，并参与到更多的社交活动中。慢慢地，你甚至可以带着你内在的那个"爱玩的孩子"的部分与人交流呢！这正是你可爱的部分（标准 2）。

第 15 章

练习 13：带注释的图式治疗会谈逐字稿

现在，是时候把你所学到的所有技术融合在一起了！本练习展示了温迪·巴哈利的一次典型治疗会谈。每句治疗师陈述都带有注释，标明其使用了练习 1~12 中的哪项图式疗法技术。整段逐字稿展示了治疗师如何结合多种图式疗法技术来回应来访者。

指导

与之前的练习一样，一名受训者扮演来访者，另一名扮演治疗师。扮演来访者的受训者应尽可能使用真实且富有情感的语气，就像他们是真正的来访者一样。在第一遍练习时，双方都可以拿着稿子逐字朗读。完整地过一遍后，再试第二次。这一次，来访者可以按稿子读，治疗师则可以在自己舒适的情况下即兴回应。这时，你可能需要一位督导师跟你一起反思你的回应，并再试一遍。在正式开始练习之前，建议治疗师和来访者都各自通读一遍逐字稿。提供这样一段治疗片段的目的是，让受训者有机会在连续的治疗场景中，就像在真实的治疗过程中一样，体验用图式疗法技术回应来访者是什么感觉。

带注释的图式治疗会谈逐字稿

治疗师 1：很高兴今天见到你。自我们上次见面以来，你过得怎么样？

来访者 1：嗨。啊，怎么说呢……我仍然睡不好觉，即使同事对我很好，我也会和他们争吵。自从我离婚后，这种情况就一直存在。我逐渐意识到，无论我怎么努力，似乎都无法让别人关心、照顾我。我想这就是我的行为模式。

治疗师 2：我感觉你这个说得很对。这是我们治疗工作中的重点问题之一。你对这种模式有了更多的认识，这很好，这样我们就可以继续深入工作了（技术 1"理解与同频"）。

来访者 2：嗯，那挺好的……

治疗师 3：你上次还告诉我，你非常艰难的成长历程也或多或少解释了这样的模式。

来访者 3：是的……这就像我来到这个世界上时人们都盼着我长大成人一样。为了照顾自己和弟弟，我不得不学会埋藏自己的需求。从我小时候起，我就被要求必须坚强和好胜。

治疗师 4：没错，从小到大，你接收到的信息都在告诉你要埋藏或忽视自己需求。

来访者 4：［焦虑］老实说，在这里谈论这个问题让我感觉怪怪的。我从未真正关注过关于"我自己"的事情，你明白我的意思吗？这听起来可能很傻吧？

治疗师 5：一点也不！我可以想象，也许当你想着要倾诉你的痛苦时，你会感到不安甚至有点害怕，是吗？我这里欢迎所有的感受（技术 1 "理解与同频"）。

来访者 5：［放松］好的，谢谢。但是，只要我想在这个世界上有任何价值，一切需求就都会被视为软弱的表现。如果别人需要照顾我，那我也会是弱者。因此，我还是不要有任何需求的好。

治疗师 6：对……但是，所有的孩子都有需求，即使有人让他们忽略自己的需求。你所描述的这种行为模式就是我们所说的图式。图式的形成很大一部分源自你的童年经历和早年的未被满足的需求。这种图式造就了伴随你到成年生活里的许多根深蒂固的信念和期望。就像你刚提及的一个信念，你认为如果你允许别人照顾你，就意味着你是弱者（技术 3 "图式教育：开始用图式疗法的术语来理解当前的问题"）。

来访者 6：图式？我记得我们上周讨论过这个问题……

治疗师 7：是的。你可以把它想象成广泛存在于你生命中的议题或行为模式，它往往是在童年或青春期就已经开始形成了。就好比在我们的治疗会谈中，你常常描述到的这种忽视自己的需要、不让别人关心你的行为模式，你觉得你的成长经历是如何促成这种图式的？比如，你的父母在其中扮演了什么角色（技术 3 "图式教育：开始用图式疗法的术语来理解当前的问题"）？

来访者 7：哎对，我父母对我有很高的期望。我妈妈把所有的注意力都放在我的学习成绩上，而我爸爸则把注意力放在我的体能上。所以我爸爸会取笑我……而我妈妈则会忽视我。如果我表现出恐惧或犯了错，他们就会把我和被称为"超级英雄"的哥哥相提并论。

治疗师 8：哇……你知道吗，所有的孩子都需要知道他们的感受很重要。不管是高兴、害怕、愤怒、悲伤还是犯错，他们都可以被接纳和被爱。可是每当你感到害怕或担心时，你父母就会让你觉得自己是个坏孩子（技术 4 "连接未满足的需求、图式和呈现的问题"）。你说是这样吗？

来访者 8：是的。除了闭嘴和赢取好的结果之外，其他任何反应都被我父母视为负面的。老实说，我有时在想，他们为什么非要生我这个老二呢？我记得小时候，我对自己什么时候说话、说什么话、该怎么说，都是小心翼翼的。

治疗师 9：是不是只要提到情绪，就如履薄冰？

来访者 9：哦，当然。就好像我总能在几秒钟之内就再次证明我在他们眼中是个小混蛋。所以，就像你说的，我当然不能去跟他们表达感受或需求。在我成长的过程中，我从没有过"我应该依赖父母"这样的想法。对我来说，我只能"要么好好干，要么闭嘴"。

治疗师 10：所以你的意思是说，在你后来的成长过程中，你总会认为自己好像在某些方面有缺陷、不够好，对吗？

来访者 10：是这样的。

治疗师 11：这样来说吧，你早年的成长经历确实给你留下了这种消极的自我认知，也形成了我们所说的缺陷／羞耻图式。由于你在早年生活中有了那些经历，因此当这个图式被激活时，你可能就会觉得无法表达自己的感受，也无法让别人安抚你。我必须再次强调的是，这个图式是你很早就形成的一种非常强烈的情感信念，直到现在它仍对你有着很大的影响（技术 4 "连接未满足的需求、图式和呈现的问题"）。

来访者 11：是的，有道理。但是……这已经是过去的事了，我必须克服它，不要再抱怨那些无法改变的事情了。我已经破坏了我的婚姻，现在真的必须得克服它。我一直表现得像个失败者，对所有事情都小题大做。自怨自艾实在是太可悲了。我得赶快处理好我的生活才对。

治疗师 12： 你看，你刚刚想跟我分享你的一些很重要的想法和见解，然后一个很严厉的自我批判的声音立刻就进来了。听起来似乎你刚刚切换到了一种模式，因为你的图式被激活了。我想这种内在批评的声音可能来自哪里已经很清楚了（技术 5 "适应不良图式模式的心理教育"）。

来访者 12： 我只需要学会更坚强，专注于重要的事情、我的工作和我的成就。我爸爸可能是对的。我需要停止用这些愚蠢的担忧来损害我的事业和生活。我真是个失败的人、我真失败、我太失败了……

治疗师 13： 我清楚地听到了你内在批评者的声音！你内在批评的部分对你非常苛刻，对你非常不公平。就好像你听到了你爸爸在说你是个"失败者"（技术 7 "识别出苛求 / 惩罚的内在批评者模式"）。

来访者 13： 是的，我也听到了。你说得对，他经常这么叫我……只是，我其实真的很爱我爸爸，但我又想起他对我不好的时候……所以有时候我很难理清头绪……

治疗师 14： 是的，像你说的，这些矛盾对立的强烈感受是非常令人困惑的。你爱你爸爸，但你也受到了他严重的伤害。我想让你知道，在这件事上你有我的支持。我知道这非常困难，让我们来一起了解事情的来龙去脉，帮你一起处理这些复杂的感受吧（技术 1 "理解与同频"）。

来访者 14：我想我最困惑的是，"正常"的童年应该是什么样的？我知道我爸爸对我并不是那么好，但这么多年来我一直饱受摧残，这让我很难想象有另外的可能性。一次又一次，我最终只会觉得自己到头来就是个失败者……

治疗师 15：每个孩子都需要感受到照顾者对自己的重视和接纳。而像你爸爸那样的内在批判你的声音，它是既苛刻又相当不公平的，而且这个声音所告诉你的话也并不是真的（技术 10 "对苛求 / 惩罚的内在批评者模式进行有限再抚育"）。

来访者 15：我知道在我内心里有一个部分会认为……会认为他是不公平的……

治疗师 16：哦？

来访者 16：我记得有一次我把他骂了一顿。大概只有那一次，当时我 15 岁左右。他一直在说我是个多么令人失望的人，说我怎么这么事儿多，说我配不上我所有拥有的一切。我瞬间勃然大怒。我告诉他，我不明白他羞辱我对他有什么好处，如果他只想说难听的话，那干脆离我远点儿。我记得当时我说这番话的时候，我的身体不受控制地颤抖着……

治疗师 17：哇！太棒了！你的健康成人模式能够挺身而出维护你的权利。我知道和你爸爸这样的人相处肯定是很不容易的。虽然你父母并不会给你支持，但我真的很佩服你刚刚展现出来的那个部分。你有权让他人尊重真实的你，也有权去争取自己所需要的东西（技术 2 "支持与增强健康成人模式"）。

来访者 17：［难过］谢谢……那好吧……［**突然变得无精打采、面无表情**］好吧，我跟你说，我真的理解你说的意思。但我为婚姻破裂、为与同事争吵而苦恼，我感觉自己就像个失败者。我不知道我为什么要谈论这些烦心事。我不清楚这对我的心情好转和工作效率的提高会有什么帮助。你知道吗，我再说一遍，我都可以想象得到，如果我爸爸知道我在和你说这些，那么他一定会嘲笑我的。他会说自怨自艾没有任何意义，治疗师只想着让你哭，因为他们受到的训练就是要这么做的。

治疗师 18：这又是你那个苛刻的部分在说话了。这个部分的你把所有的情感联结都拒之门外，也让你开始批评心理治疗以及我的动机。我刚刚注意到有那么一瞬间你听起来流露出了你的悲伤，但你又立刻切换掉，转而去否定你的感受。我想这是一种应对模式被触发了。你是否意识到了刚才自己的这种切换（技术 6 "觉察适应不良应对模式的切换"）？

来访者 18：嗯，我大概知道吧……［**柔和了起来**］只是我无法想象我要怎么做才能克服这个模式……

治疗师 19：这不是你的错。就像你说，你爸爸让你相信允许自己感受困难的情绪是在浪费时间，他还让你不去相信这世界上会有人想要深入地认识你、了解你。这可能也是你仍然睡不好觉、与同事相处不融洽的原因。离婚让人悲伤，这是人之常情，是非常痛苦的。这份悲伤就像你所有的那些你曾经为了赢得爸爸的认可而不得不放弃的情绪一样，是需要一个空间去感受和哀悼的。我在这方面可以帮助你，但你必须认识到你爸爸说的那些话是错的，因为这些内容确确实实是不对的（技术 11 "对适应不良应对模式进行有限再抚育：共情面质"）。

来访者 19：谢谢……其实我很喜欢你这么直接地告诉我！［**笑**］我想你是对的，这一切都是有关联的。

［从这里开始，治疗师和来访者在治疗会谈的大部分时间里都在进行意象工作，重点是来访者的缺陷／羞耻图式和内在批评者模式。以下交流将在这一意象工作完成后进行。］

来访者 58：啊……是啊，我现在更能意识到我有这种糟糕的图式和苛刻的批评者模式了。我这种瞬间发飙的样子和我爸爸一样，他曾经也这样对过我。要不是我们今天探讨这个问题，我还从来没有真正清楚地意识到过其中的关联性……

治疗师 59：对。我很乐意和你一起探讨这个问题，一起看看我们能否来治愈这个图式，帮助你建立更好的人际关系。

来访者 59：我想我的一个主要问题是，有时我好像无法第一时间发现自己要发飙并及时制止它。不过，你建议我可以把颈部的紧张感作为预警信号，这会对我很有帮助。

治疗师 60：继续慢下来并觉察到这种感觉在你身体上的体验是非常重要的。本周我希望你每天都能监测自己的各个模式。你只需要扫描你的身体，关注自己在什么时候觉察到了这种感觉。这个小练习会提醒你花几分钟的时间去陪伴你内心那个受伤和蒙羞的小男孩，就像我们在今天的治疗会谈中所做的那样。在这段时间里，他需要一些安抚和共情的支持，以防止你可能会陷入一种"战斗"模式（技术12"通过家庭作业打破行为模式"）。

来访者 60：谢谢，我想你是对的。我会试一试的。

第 16 章

练习 14：模拟治疗会谈

与高度结构化的、重复的刻意练习相比，图式疗法模拟治疗会谈是一种非结构化的、即兴的角色扮演。就像爵士乐排演一样，模拟治疗会谈能让你练习恰当的回应，这既是艺术，也是科学（Hatcher，2015；Stiles & Horvath，2017），它能帮你把各种心理治疗技术整合起来，用于帮助你的模拟来访者。本练习简述了进行图式疗法模拟治疗会谈的大致流程，也提供了不同类型的来访者形象供你在扮演来访者时选用。

模拟治疗会谈给受训者练习提供了以下几个方面的学习机会：

- 在使用心理治疗技术的过程中恰当地回应；
- 在治疗中寻找具有挑战性的节点；
- 选择使用哪些干预策略；
- 跟进单次治疗过程与整体治疗进展；
- 根据来访者的偏好引导治疗；
- 根据来访者的能力决定适合的治疗目标；
- 学会在治疗师不确定、迷茫或困惑时持续推进治疗的方法；
- 认识到治疗中所犯的错误并从中恢复应有的状态；
- 探索你的个人治疗风格；
- 磨练出与真实来访者工作的耐受力。

模拟治疗会谈概述

在模拟治疗会谈中，**受训者将用角色扮演的方式完成一次初始访谈**。与之前各项独立技术的练习一样，角色扮演需要三个人：一名受训者扮演治疗师，另一名受训者扮演来访者，还有一名训练者（教授或督导）负责观察并提供反馈。这是一个开放式的角色扮演，在培训中很常见。不过，这与传统培训中的角色扮演有两个重要区别：第一，治疗师会用手来示意自己感知到的角色扮演的难度；第二，来访者可以尝试调整角色扮演的难度，以确保治疗师在恰当的难度水平上得到练习。

准备

1. 附录 A 中的刻意练习反应评估表和附录 B 中的刻意练习日记表。

2. 指定一名受训者扮演治疗师，另一名扮演来访者。训练者将观察并提供矫正性反馈。

模拟治疗会谈的步骤

1. 受训者将使用角色扮演模拟初始访谈。扮演来访者的受训者可以从本练习的结尾处选择一个来访者形象进行扮演。

2. 在开始前，治疗师举起一只手，与座椅持平（见图 16–1 ）。在整个角色扮演的过程中，治疗师都会用这只手来示意他所感受到的帮助来访者的难易程度。治疗师的起始手势放在座椅上，表示目前角色扮演难度为简单；当治疗师的手逐渐上升，表示难度在增加；如果治疗师的手超过了脖子的高度，就表示角色扮演的内容太难了。

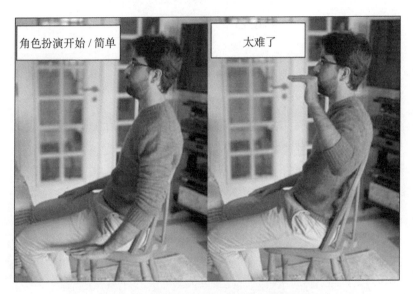

图 16-1　通过手的水平位置持续评估难度

资料来源：From *Deliberate Practice in Emotion-Focused Therapy*（p. 156），by R. N. Goldman, A. Vaz, and T. Rousmaniere, 2021, American Psychological Association（https://doi.org/10.1037/0000227-000）. Copyright 2021 by the American Psychological Association.

3. 治疗师开始角色扮演。治疗师和来访者应以即兴的方式进行角色扮演，就像他们在真正的治疗场景中一样。在整个过程中，治疗师都要把手放在身体一侧（刚开始时这可能会让你感觉很奇怪）。

4. 每当治疗师感觉到角色扮演的难度发生了明显变化时，就相应地将手放在合适的位置。如果感觉很难，就把手举起来；如果感觉简单，就把手放下。如果治疗师的手下降到座椅水平的下面，来访者就应该让角色扮演更具挑战性；如果治疗师的手上举到了脖子以上，来访者就应该让角色扮演变得容易些。有关调整角色扮演难度的说明，请参阅"改变挑战的难度级别"部分。

5. 角色扮演至少持续 15 分钟。在这一过程中，如果治疗师明显偏离正轨，训练者就可以提供矫正性反馈。不过，训练者应尽量保持克制，反馈应尽量简短紧凑，让治疗师尽可能地沉浸在体验过程中。

6. 在一轮角色扮演结束后，治疗师和来访者互换角色，开始新一轮的模拟治疗会谈。

7. 在两名受训者都以治疗师的身份完成模拟治疗会谈后，受训者和训练者一起讨论本次体验。

治疗师须知

请注意你的声音状态。使你的语气与来访者的陈述匹配。比如，来访者的言语中透着脆弱和柔和的情绪，你就应该软化你的语气，舒缓、平静；如果来访者在言语中透露出咄咄逼人、怒气冲冲的味道，你的语气就要相应地变得坚定而有力；如果你选择的回应是为了鼓励来访者去探究诸如将未满足的需求、图式与当前问题联系起来的话，你就要用更具询问性的、探索的语气来表达。

改变挑战的难度级别

如果扮演治疗师的受训者表示模拟治疗会谈太简单，那么扮演来访者的受训者可以通过以下的做法进行调整，以增加练习的难度（另见附录 A）。

- 来访者可以即兴提出一些更容易让人激起情绪或让治疗师不舒服的话题。例如，表达当下的强烈感受（见图 A–2）。
- 来访者可以使用一种让人心烦的声音（如愤怒、悲伤、讽刺）或不愉快的面部表情来表达。这么做可以起到增加会谈的情绪性效果。
- 混合复杂的对立情绪（如爱与愤怒）。
- 变得具有对抗性，质疑治疗的目的或治疗师是否胜任。

如果治疗师表示模拟治疗会谈太难，那么可以这么做：

- 来访者可以在图 A–2 的指导下：
    - ✧ 提出不那么会激起情绪的话题；
    - ✧ 不带感受地陈述材料；
    - ✧ 陈述有关未来、过去或治疗之外的事情。
- 来访者可以用柔和的声音或面带微笑地提问，这可以缓和情绪的刺激。
- 在角色扮演过程中，治疗师可以稍作休息。
- 训练者可以通过讨论图式疗法理论来延长反馈阶段。

模拟治疗会谈中使用的来访者形象

以下是供受训者在模拟治疗会谈中使用的六个来访者形象，按难度顺序排列。来访者形象可以由扮演治疗师的受训者或扮演来访者的受训者决定，或由训练者来指定。

角色扮演最重要的一点是让受训者表达出来访者形象中所呈现的情绪基调（如"愤怒"或"悲伤"）。来访者的人口学信息（如年龄、性别）和来访者形象的具体内容并不重要。因此，受训者可以适当调整来访者形象中的人口信息，使其角色扮演起来最舒服也最容易。例如，受训者可将来访者形象由女性改为男性，从 45 岁改为 22 岁，等等。

初阶难度形象：与一位配合的来访者一起处理哀伤情绪

劳拉是一名 28 岁的拉丁裔女服务员。她的妈妈大约在六个月前死于癌症。劳拉一直因为妈妈的离去而感到悲伤。在劳拉的童年时期，妈妈并没有给到地足够多的关注和爱，这让劳拉的哀伤情绪中夹杂了愤怒，变得非常复杂。劳拉的妈妈在她的成长过程中非常忙碌，既要照顾家庭，又要身兼数职。尽管如此，劳拉仍然觉得妈妈对她很严厉。劳拉也很想念她的两个兄弟姐妹，他们因为没有合法留居身份而被迫回到了墨西哥。劳拉希望有人帮她处理自己对于妈妈哀伤和愤怒的情绪。

- **呈现出的问题：**哀伤、愤怒和孤独。
- **来访者的治疗目标：**劳拉希望处理她对妈妈的复杂情感，并与兄弟姐妹们重新建立联结。

- **对治疗的态度**：劳拉曾在读高中时有过不错的心理治疗体验，因此她对心理治疗能再次帮到她感到乐观。
- **优势**：劳拉对心理治疗非常有动力，她也能对治疗师敞开心扉。

初阶难度形象：与一位互动良好的来访者一起处理孤独感

苏珊是一名 25 岁的非州裔美国会计师，最近因为一份新工作横跨了半个美国。虽然她很喜欢自己的新工作，但在交友方面却遇到了困难。她来接受治疗是因为她感到孤独。她最近有一次约会进行得不太顺利，这让她很失望。她担心自己会因为受挫而沮丧，并且不再尝试结交新朋友。

- **呈现出的问题**：孤独、悲伤和沮丧。
- **来访者的治疗目标**：苏珊希望能有动力去结交更多朋友，参与更多的约会。
- **对治疗的态度**：苏珊曾有过不错的心理治疗体验，她对这次治疗也能帮到她充满信心。
- **优势**：苏珊能够敞开心扉，积极主动地参与治疗任务。

中阶难度形象：与一位紧张的来访者一起处理焦虑

鲍勃是一名 35 岁的白人电工。鲍勃饱受极度焦虑、惊恐发作和羞耻感的折磨。他觉得自己一辈子都是个"失败者"。他在高中时曾被人欺凌，现在仍然认为有人在对他评头论足。除了网络游戏外，他尽量不与人接触。他的老板注意到鲍勃有时会不上班或早退后，建议他来接受心理治疗。除了焦虑以外，鲍勃还很难识别自己的任何感受。

- **呈现出的问题**：焦虑、惊恐发作和社交孤立。
- **来访者的治疗目标**：鲍勃希望自己能在社交方面更有自信，这样他才能在工作中让人觉得更可靠。
- **对治疗的态度**：鲍勃不想来接受治疗，因为他感到非常紧张，认为治疗师也会对他评头论足。鲍勃的老板说服他来试试。
- **优势**：在焦虑和羞愧之下，鲍勃非常希望与其他人建立联结，包括治疗师。

中阶难度形象：帮助一位爱冷嘲热讽并持怀疑态度的来访者

杰夫是一位 45 岁的亚洲裔美国工程师，他因在工作中经常暴怒而被其雇主介绍来接受治疗。他非常聪明，但只要同事不理解他的决定，他很快就会陷入沮丧。当杰夫感到沮丧时，他就会变得对人冷嘲热讽或刻薄。杰夫意识到这是一个问题，也希望自己能变得更友好一些，但他一直无法改变自己的这种行为。他知道同事们都不喜欢他，所以他感觉到自己在工作中被孤立了。

- **呈现出的问题**：为了掩盖内心的孤独和社交孤立而对他人冷嘲热讽和刻薄。
- **来访者的治疗目标**：杰夫希望学会如何变得更有耐心，更好地与同事相处。

- **对治疗的态度**：杰夫以前从未接受过心理治疗，对心理治疗是否有帮助持怀疑态度。他之所以来接受治疗，是因为他的雇主要求他这么做。
- **优势**：杰夫真心希望自己能在为人处世方面变得更自然。

高阶难度形象：帮助一位极不信任他人的来访者

贝蒂是一位 27 岁的非洲裔美国人，在法学院读研究生。她希望毕业后成为一名公设辩护律师。贝蒂在四个兄弟姐妹中排行老大，他们从小就受到过爸爸的性侵和虐待；她爸爸还经常殴打她妈妈（她爸爸目前因性侵虐待而锒铛入狱）。此外，贝蒂认为自己也受到了系统性种族主义和种族歧视的严重伤害和心理创伤。她通过自己的努力奋斗才获得了现在的身份地位，但她对整个社会系统感到不信任，她觉得自己的利益没有得到重视，自己没有受到保护。贝蒂对爸爸感到非常愤怒，也因为妈妈没能保护好她和兄弟姐妹而生她的气。贝蒂最小的妹妹最近因为被虐待的经历而自杀。贝蒂对于自己没有保护好她的兄弟姐妹，使他们不受爸爸的虐待而感到非常内疚。

- **呈现出的问题**：对父母感到愤怒，因自己没能保护好兄弟姐妹而感到内疚，对妹妹自杀感到悲伤。
- **来访者的治疗目标**：贝蒂希望处理对妹妹的内疚感。
- **对治疗的态度**：贝蒂上小学时曾接受过心理治疗，但她的治疗经历并不愉快：当她把爸爸虐待她的事告诉治疗师时，治疗师并不相信她，还把贝蒂说的话告诉了贝蒂的爸爸（贝蒂后来才发现治疗师是爸爸的朋友）。因此，贝蒂非常不信任治疗师，尤其是非非洲裔的治疗师。

- **优点：**贝蒂非常关注并有决心改善自己的心理健康状态。贝蒂非常有韧性。她对社会正义有着坚定的信念，并对朋友和家人极度忠诚。

高阶难度形象：帮助一位情绪不稳定且有自残倾向的来访者

简是一名 20 岁的欧洲裔美国大学生。她的感情出现了问题：她时而深爱着男友，时而在男友做出令她失望的事情（比如忘记她的生日）时憎恨他。当简对男友感到失望时，她会觉得自己被背叛和被抛弃，进而变得非常愤怒和沮丧，甚至割腕自残。简对家人和朋友也有类似的行为模式：她时而觉得自己非常喜欢他们，时而因为他们让她失望了而觉得他们背叛和抛弃了自己。她经常在这样的两种感受之间来回摆荡。

- **呈现出的问题：**情绪不稳定、自残（割伤）、人际关系不稳定。
- **来访者的治疗目标：**简希望在她自己和她的人际关系中找到稳定感。
- **对治疗的态度：**简之前接受过心理治疗。起初很有帮助，直到治疗师在一次治疗中失约而让简失望，也让她觉得自己被治疗师背叛和抛弃了，于是终止了治疗。简担心你（她的新治疗师）会背叛或抛弃她。
- **优势：**（当简在治疗中感到安全时）她非常乐于接受治疗师所说的话。

刻意练习的提升策略

第三部分只有第 17 章，为训练者和受训者提供了附加的建议和指导，以帮助他们从第二部分的刻意练习活动中获益更多。第三部分提供了充分利用刻意练习的六个要点、评估策略、确保受训者的利益并尊重其隐私的方法，以及监测训练者－受训者关系的建议。

第 17 章

如何充分利用刻意练习：
给训练者和受训者的附加指导

在第 2 章和第二部分的练习活动部分，我们提供了完成这些刻意练习活动的指导。本章则在一些重要主题上提供指导，帮助训练者成功地将刻意练习整合到培训项目中。这个指导基于相关研究和许多训练者的经验和反馈。这些训练者在十多个心理治培训项目中，志愿检验本书中的刻意练习活动。这个指导涵盖多个主题，包括充分利用刻意练习的六个要点、受训者的利益、尊重受训者的隐私、训练者的自我评估、回应恰当的治疗，以及受训者 – 训练者同盟。

充分利用刻意练习的六个要点

以下是给训练者和受训者的六个要点，希望他们能从图式疗法的刻意练习中获得最大程度的收益。根据与来自世界各地、多种语言的受训者检查和练习这些活动的经验，我们总结出了这些建议。

要点 1：创造逼真的情绪刺激源

刻意练习的一个重要成分是使用恰当的刺激源，这个刺激源要能够激发与富有挑战性的、现实的工作情境相似的反应。例如，训练飞行员时，会使用呈现机械故障和恶劣天气条件等情境中的飞机模拟器；训练外科医生时，会使用呈现医疗并发症的手术模拟器，仅提供数秒的反应时间。训练时使用富有挑战性的刺激，能够提升受训者在压力下（比如，与富有挑战性的来访者工作）有效进行治疗的能力。图式疗法的刻意练习活动所用的刺激是富有挑战性的来访者状态的角色扮演。**重要的是，扮演来访者的受训者要使用恰当的情绪表达方式完成角色扮演，并与扮演治疗师的受训者保持眼神接触。**比如，如果来访者的陈述要求表达悲伤的情绪，那么受训者应该尽力与治疗师对视并流露出悲伤的情绪。关于情绪表达，我们有以下建议。

- 角色扮演的情绪基调比一字不差地念出对话稿中的原话更重要。只要能更好地表达自己的情绪，扮演来访者的受训者可自由地即兴发挥，也可以改动措辞。受训者不需要百分百地按照对话稿来说。事实上，在练习过程中照本宣科会让内容听起来平淡无奇，而且会妨碍眼神接触；相反，扮演来访者的受训者应该先默读来访者的陈述，然后在准备就绪后看着扮演治疗师的受训者，以饱含情绪的方式说话。这能够帮助治疗师体验更真实、也更投入。

- 非英语母语的受训者如能在角色扮演前检查并调整对话稿中来访者陈述部分的台词[①]，找到措辞更为准确、更能促进情绪表达的词，将有助于情绪的表达。

- 扮演来访者的受训者应该尽量使用语调和非言语信息表达感受。如果对话稿要求表达愤怒，那么受训者可以用愤怒的声音

---

① 在翻译本书第二部分的脚本时，译者已经在尽量尊重原意的基础上将脚本调整得更适合汉语的习惯，读者可直接使用。——译者注

说话，握紧双拳；如果对话稿要求表达羞耻感或内疚感，那么受训者可以弓腰蜷缩；如果对话稿要求表达悲伤，那么受训者可以用轻柔的、泄气的声音说话。

- 如果受训者在扮演来访者角色的过程中始终难以表演得令人信服，那么先做一轮试演可能会有所帮助。具体来说，就是先照着对话稿上的内容读，随即把纸放下，与治疗师角色对视并凭记忆复述来访者陈述的内容。一些受训者表示，这么做有助于他们"变得就像真实的来访者一样"，而且让角色扮演变得不那么机械。对于有的受训者来说，需要进行三四轮试演后才能充分进入来访者角色。

要点 2：设计适用于特定培训情境的针对性练习

刻意练习不那么要求遵守特定的规则，而是要使用训练原则。每个训练者都有自己的教学风格，每个受训者也都有自己的学习过程。因此，本书中的练习旨在让训练者在不同文化背景下不同训练情境中进行灵活调整。我们鼓励受训者和训练者持续调整这些活动，以充分优化练习。如果我们能根据每位受训者的学习需求和每个培训机构的文化特点来调整刻意练习的内容，训练的效果就能实现最大化。在我们与许多国家的众多训练者和受训者的交流中，我们发现每个人都会根据自己独特的训练环境自发地调整练习活动。我们从以下的分析中发现，没有哪两个训练者遵循完全一致的训练流程。

- 一名受训者觉得，所有的来访者陈述都太难了，包括初阶难度的练习也是如此。这名受训者对"太难"的陈述出现多种反应，包括恶心、严重羞耻和自我怀疑。该受训者对其督导师透露，她在早年生活中曾经历过极其严苛的学习环境，并认为角色扮演对她来说是高情绪唤起的。为了帮助受训者，督导师应按照附录 A 中的建议，将刺激源逐渐调整得让她可以接受，直到受训者在刻意练习反馈表上报告自己感觉这是"适度的挑战"为止。经过数周的练习之后，这位受训者产生了安全感，并能够对更难的来访者陈述进行练习（需要注意的是，如果督导师在太难的难度上推进，这名受训者就可能会表面上顺从、实则隐藏了自己的负性反应，变得情绪失控、不知所措，导致其行为退缩，从而阻碍其技能的发展，最终可能会退出训练）。

- 有些非英语母语的受训者，他们的督导师会将来访者陈述的内容调整为适合他们自己主要语言的表达。

- 一名受训者发现所有的刺激源都太简单了，包括高阶难度的来访者陈述。于是，督导参照了附录 A 中的指导，快速地即兴演出了更具挑战性的来访者陈述。

要点 3：发现自己独特的个人治疗风格

心理治疗中的刻意练习可以比作学习演奏爵士乐的过程。每一位爵士乐手都会为自己娴熟的即兴演奏为傲，而"发现自己的声音"这一过程是发展爵士乐专业能力的先决条件。然而，即兴演奏并不是把音符随机地组合在一起，而是经过长期大量刻意练习后才能达到的巅峰。事实上，即兴演奏的能力是建立在长时间对音阶、旋律、和声等的潜心练习之上获得的。同样，我们也鼓励心理治疗受训者体验本书中干预部分的对话稿。这些对话稿本身并不是目的，而是一种以系统的方式提升技能的手段。随着时间的推移，通过对这些治疗"旋律"的专注练习，可以有效帮助（而不是限制）治疗实现创造性。

要点 4：进行充分的演练

刻意练习通过演练将技能转化为程序性记忆，这有助于受训者即使是在与具有挑战性的来访者工作时，也能使用技能。只有受训者进行多次重复练习，才能奏效。想想你之前所学的一项具有挑战性的运动或乐器。一名专业人士需要演练多少次才能自信地展示一项新技能？心理治疗并不比其他领域来得容易！

要点 5：不断调整难度

刻意练习的一个关键要素是以最佳难度进行训练：既不能太容易，也不能太难。为此，请使用附录 A 中的刻意练习反馈表进行难度评估和调整。**不要跳过这一步！** 如果受训者感受不到刻意练习反馈表底部所列的任何一种"适中的挑战"的反应，这就说明练习可能太简单了；如果受训者感受到任何一种"太难"的反应，这就说明练习可能太难了，受训者无法从中受益。高阶受训者和治疗师可能会觉得所有的来访者陈述都太简单了。如果是这样，他们就应该按照附录 A 中的说明提高来访者陈述的难度，使角色扮演具有足够的挑战性。

要点 6：通过练习逐字稿和模拟治疗会谈将所有内容整合在一起

有些受训者可能觉得，与每项技术相关的单独的治疗反应需要更情境化，希望以更加连贯的方式将训练的不同部分以更有条理的方式整合在一起，更像真实的治疗会谈。练习 13 中带注释的逐字稿和练习 14 中的模拟治疗会谈为受训者提供了这样的机会，使他们能够在更加真实的治疗过程中按顺序练习不同的反应。

回应恰当的治疗

本书练习的目的，不仅是要帮助受训者掌握特定的图式疗法技术，还要帮助受训者以恰当的方式对每个独特的来访者使用这些技术。在心理治疗的文献中，这指的是恰当的回应，即治疗师基于其对来访者情绪状态、需求和目标的感知做出灵活判断，并整合各种技术和其他人际互动技能，以追求对来访者而言的最佳效果（Hatcher，2015；Stiles et al.，1998）。有效的治疗师能够对每个瞬间出现的情境做出恰当回应。正如威廉·B.斯泰尔斯（William B.Stiles）和亚当·O. 霍瓦特（Adam O. Horvath，2017）所言，治疗师之所以会对来访者有效，是因为他们能做出恰当的回应。做"正确的事"可能每次都不同，这就意味着要为每位来访者提供定制的回应。

恰当的回应驳斥了对刻意练习的一种误解，即刻意练习的演练只能增加机械性的重复。心理治疗研究者已经证明，过度遵循特定的模式而忽视来访者的偏好，会降低治疗效果（e.g.，Castonguay et al.，1996；Henry et al.，1993；Owen & Hilsenroth，2014）；相反，治疗师的灵活性已被证明可以改善治疗效果（e.g.，Bugatti & Boswell，2016；Kendall & Beidas，2007；Kendall & Frank，2018）。因此，关键之处在于，受训者在练习新学到的技术时，要灵活应对不同来访者的特定需求（Hatcher，2015；Hill & Knox，2013）。为此，对受训者来说至关重要的是发展出必要的感知能力，以便能够适应来访者当下的体验，并根据来访者的具体情况做出反应。

督导师必须帮助受督导者在会谈过程中调整自己，以适应来访者独特且具体的需求。督导师可以通过与受督导者一起练习积极回应的方式来呈现出它的价值，并使这个过程更加清晰。通过这个方式，我们可以更全面地关注恰当的回应。在这个过程中，督导师不仅可以通过与受督导者一起工作来帮助他们掌握这些技术，还可以帮他们学会如何运用自己的判断力将这些技术结合起来，以便更好地帮助来访者实现积极的改变。督导师在帮助受督导者牢记这一首要目标的同时，还要对治疗会谈的过程进行把关。这是督导颇有价值的一个特点，否则受督导者将很难真正获得帮助（Hatcher，2015）。

同样重要的是，刻意练习应在更广泛的图式疗法学习背景下进行。如第 1 章所述，训练应与真实治疗录音 / 录像的督导、理论学习、观察胜任的图式治疗师和个人治疗工作相结合。当训练者或受训者确定受训者在掌握图式疗法技术方面遇到困难时，需要仔细评估他们缺了什么或需要什么。然后在评估的基础上，训练者和受训者可以共同决定需要采取哪些适当的补救措施。

关注受训者的利益

虽然在心理治疗过程中来访者所体验到的负面影响早有文献记载（Barlow，2010），但训练和督导过程中对受训者的负面影响的关注则相对较少（Ellis et al.，2014）。为了帮助受训者建立强大的自我效能感，训练者必须确保受训者在恰当的难度下练习。本书中的所有练习都有一个特征——频繁评估并适时调整难度。因此，受训者可以在精确对标其个人技术阈值的水平上进行演练。训练者和督导师必须注意提供适度的挑战。当使用太难的角色扮演时，可能会让受训者面临风险。附录 A 中的刻意练习反应评估表可以帮助训练者确保角色扮演的难度适中。训练者或受训者可能会因专注于演练以取得快速进步和快速掌握技术的动机而跳过难度评估和调整的过程。然而，纵观我们所有的测试地区，与其他任何错误相比，我们发现跳过难度评估和调整都带来了更多的问题并阻碍了受训者技术的掌握。因此，我们建议训练者铭记，**他们最重要的职责之一，就是提醒受训者做难度评估和调整。**

此外，刻意练习反应评估表还具有双重目的，即帮助受训者发展自我监测和自我觉察的重要技能（Bennett-Levy，2019）。这将有助于受训者采取积极而有力的姿态进行自我关怀，并促进其职业生涯的专业发展。

尊重受训者的隐私

本书中的刻意练习可能会激起受训者复杂或不舒服的个人反应，比如，对过去创伤的回忆。探索心理和情绪反应可能会让一些受训者感到脆弱。不同职业生涯阶段的治疗师，从受训者到拥有数十年经验的资深治疗师，通常都会在这个过程中经历羞耻感、尴尬和自我怀疑。虽然这些经历对于培养受训者的自我觉察很有价值，但重要的是，训练应始终聚焦专业技能的发展，而不是与个人治疗混为一谈（e.g.，Ellis et al.，2014）。因此，训练者的职责之一就是提醒受训者保持适当的边界。

受训者对于自己向训练者暴露或不暴露什么拥有最终决定权。受训者需要牢记一点：训练的目的是为了让受训者提高自我觉察和心理承受能力，以便能够在自己体验到不舒服的反应时依然能保持积极愿意和帮助来访者的状态。训练者并不需要了解受训者内心世界的具体细节就能达到这个目的。

　　训练者应指导受训者只分享他们认为合适的个人信息。刻意练习反应评估表和难度评估过程旨在帮助受训者建立自我觉察，同时保留他们对自己隐私的控制权。训练者可以提醒受训者，训练的目的是为了让他们了解自己的内心世界。他们不一定非得与训练者或同伴分享这些信息不可（Bennett-Levy & Finlay-Jones，2018）。同样，训练者也应指导受训者尊重同伴的隐私。

训练者的自我评估

　　本书中的练习在世界各地的许多培训机构进行了测试，包括研究生课程、实习机构和私人执业诊所。尽管有许多训练者表示这些练习内容对训练非常有效，但也有部分训练者表示，刻意练习与传统的临床教育方法相比有很大的不同，这让他们感到无所适从。许多人在评估受训者的表现时感到得心应手，但不太确定自己作为训练者的表现如何。

　　我们从训练者那里听到的最常见的担忧是："我的受训者们做得很好，但我不确定我这样做对不对。"为了解决这个问题，我们建议训练者按照以下五条标准定期进行自我评估：

- 标准 1：观察受训者的工作表现；
- 标准 2：提供持续的矫正性反馈；
- 标准 3：确保特定技术的演练只超出受训者现有的能力一点点；
- 标准 4：确保受训者的练习难度适当；
- 标准 5：持续评估受训者与真实来访者的工作表现。

标准 1：观察受训者的工作表现

要确定我们作为训练者的表现如何，首先要把握受训者对训练反应如何的有效信息。这就要求我们直接观察受训者的技术练习，以提供矫正性的反馈和评估。刻意练习的一个风险是，受训者在角色扮演中获得了施展治疗技术的能力，但这些技术也许并不能迁移到受训者与真实来访者的工作中。因此，训练者最好也有机会在现场或通过录制视频的方式来观察受训者与真实来访者的工作过程。督导师往往过于依赖（甚至是只依赖）受督导者对治疗过程的主观叙述（Goodyear & Nelson，1997）。G.哈格蒂和M.J.希尔森罗斯（G.Haggerty & M.J.Hilsenroth，2011）如此描述了这种挑战：

假设你的所爱之人必须做手术，而你必须在两名外科医生中选一人。其中一名外科医生做手术时从未被经验丰富的外科医生直接观察过，他通常是在完成手术后回到主治医生身边，努力回忆刚刚完成的复杂的手术步骤，有时还回忆得不完整或不准确。我们不难想象，如果可以选择，那么任何人都不会选择这名医生，而会选择另一名对自身的专业技能有要求、定期接受观摩指导的医生。（p. 193）

标准 2：提供持续的矫正性反馈

受训者需要得到矫正性反馈，以了解自己哪些方面做得好，哪些方面做得不好，以及如何改善自己的技术。反馈应尽可能具体、循序渐进。具体反馈的例子有："你的声音听起来很急促。试着放慢语速，在向来访者陈述时停顿几秒钟。""你与来访者的眼神交流非常好。"反之，模糊和不具体反馈的例子有："试着与来访者建立更好的关系。""试着对来访者的感受更加开放。"

标准 3：确保特定技术的演练只超出受训者现有的能力一点点

刻意练习强调通过行为演练来掌握技术。训练者应努力避免陷入与受训者探讨来访者的概念化而忽略了对受训者技术的关注。对许多训练者来说，这需要严格的行为规范和自我约束力。比起观摩受训者的技术演练，讨论心理治疗理论（比如，个案概念化、治疗计划、不同心理治疗模型间的细微差别、督导师曾经处理过的类似案例等）更令人愉快。由于受训者有很多问题，而督导师又有着丰富的经验，因此分配给受训者的督导时间很容易被知识分享填满。在这个过程中，督导师能够展示他的智慧学识，而受训者又不必在技术学习的边缘苦苦挣扎。回答问题固然很重要，但受训者对于心理治疗纸上谈兵的知识渴求的动机很快就会盖过他们能够用于心理治疗的实操技能，尤其是用于治疗一些对受训者来说颇有挑战的来访者。这里有一个简单的经验法则：训练者提供知识，而行为演练提供技术（Rousmaniere，2019）。

标准 4：确保受训者的练习难度适当

刻意练习需要恰到好处的压力：练习的技术应该只超出受训者当前的技术阈值一点点，这样他们就能循序渐进地学习，而不会感到力不从心（Ericsson，2006）。

训练者应在整个刻意练习的过程中进行难度评估和调整，以确保受训者在适当的难度下进行练习。需要注意的是，有些受训者会对自己在练习中出现的不适反应（比如，解离、恶心、大脑一片空白）吓到，因此他们对于难度过高的练习可能会选择"硬撑"。出现这种情况的原因可能是害怕课程不及格、害怕被评估为不能胜任的，或受训者产生负面的自我印象（比如"这个练习不应该这么难"）。训练者应强调练习的难度存在较大的个体差异，并鼓励受训者尊重自己独特的训练进程。

标准 5：持续评估受训者与真实来访者的工作表现

刻意练习心理治疗技术的目标是提升受训者帮助真实来访者的效果。刻意练习训练的风险之一是，它的效果很难推广到各个层面，即受训者在特定技术上获得的胜任力可能无法迁移到与真实来访者的工作中。因此，训练者必须评估刻意练习对受训者与真实来访者工作的效果。理想的做法是，通过对多个数据源的三角化验证来实现：

- 来访者数据（口头自我报告和常规结果监测数据）；
- 督导师的报告；
- 受训者的自我报告。

如果受训者在刻意练习后对真实来访者的有效性没有改善，训练者就应该对难度进行仔细评估。如果督导师或训练者认为这是一个技术掌握问题，那么就可能需要考虑调整刻意练习的流程，以更好地适应受训者的学习需求和 / 或风格。

从传统意义上说，我们都是从"过程问责制"的角度来对治疗师进行评估的（Markman & Tetlock，2000；Goodyear，2015），这种评估会着眼于治疗师展示特定的行为（比如，忠实于治疗模型），而不考虑治疗给来访者带来的真正效果。我们建议，对于临床治疗效果的评估应该着重关注来访者的治疗结果；而治疗师的学习目标应该从专家所认为有效的行为（即能力模型）转变为高度个人化的行为目标，以适应每个受训者的最近发展区和绩效反馈。这种评估模型被称为"结果问责制"（Goodyear，2015），它关注的是来访者的变化而不是治疗师的能力，其独立于关注治疗师可能如何完成预期的任务。

对受训者的指导

本书的核心理念是，技术演练不是自动起效的。刻意练习必须做好，受训者才能从中受益（Ericsson & Pool，2016）。在本章和相关练习中，我们为有效的刻意练习提供了指导。我们还想专门为受训者提供额外的建议，这些建议都来自我们在世界各地的刻意练习志愿测试机构所获得的经验。这些建议包括：如何发现自己的训练进程、积极主动的努力、享受刻意练习过程中的乐趣与适度休息、有权控制自己对训练者的自我暴露程度、监测训练效果、监测受训者对训练者的复杂反应，以及受训者自己的个人治疗。

个人化的图式疗法训练：找到你的最近发展区

如果训练能够针对每个受训者的个人技术阈值来设计，刻意练习就能发挥最大的效果。这个技术阈限也被称为最近发展区，这是列夫·维果斯基（Lev Vygotsky）在发展学习理论中提出的（Zaretskii，2009）。它指的是稍微超出受训者目前的能力范围，但在教师或教练的帮助下有可能达到的能力发展区间（Wass & Golding，2014）。**如果一个刻意练习太容易或太难，受训者就不会受益**。为了最大限度地提高训练效率，优秀的执行者会遵循"有挑战性但不过度"的原则：远超出能力范围的任务将被证明是无效的，甚至是有害的；同样，不费心思地重复已经会做的事，也是无效的。因此，刻意练习需要持续评估受训者当前的技术水平，并及时调整难度，以便始终能以"刚刚好"的挑战为目标。因此，在针对练习 11（"对适应不良应对模式进行有限再抚育：共情面质"）进行练习的过程中，如果你感觉太难，那么你可以考虑换回更舒适的技术，比如练习 6（"觉察适应不良应对模式的切换"）。

积极和持续的努力

在进行本书中的刻意练习时，受训者必须保持积极和持续的努力。当受训者不断自我激励去提升自己现有的能力水平时，刻意练习才会真正地对受训者有所帮助。要做到这一点，最好的办法是让受训者对自己的练习负责，在不伤害自己的情况下引导一起练习的伙伴为自己增加可接受的练习难度，这样才能最大限度得到能力的突破和提升。这个过程对于每个受训者来说都是不同的。虽然这可能会让有些受训者感觉不舒服甚至害怕，但在最近发展区不断突破和提升会让人收获最多。单纯依靠阅读和重复书面的对话稿几乎不会带来任何益处。我们建议受训者铭记：他们在培训中所付出的努力，应该会让他们在与真实来访者的交流中更加自信和自如。

坚持到底：努力与心流

只有当受训者足够努力地突破原有的行为模式时，刻意练习才会奏效，从而使新技能得以提升（Ericsson & Pool, 2016）。由于刻意练习始终专注于一个人当前的能力极限，因此不可避免地会让人感到吃力。事实上，除非专业人士充分参与到一些让自己处于当前能力极限的任务中，否则他们不太可能取得持久的表现提升（Ericsson, 2003,

2006）。在田径或体能训练中，我们很多人都熟悉这种被逼出舒适区后的适应过程。同样的过程也适用于我们的心智和情绪能力。

许多受训者可能会惊讶地发现，图式疗法的刻意练习感觉比与真实的来访者进行心理治疗更难。这可能是因为当与真实的来访者一起工作时，治疗师可以进入一种心流的状态（Csikszentmihalyi，1997），在这种状态下工作会感觉毫不费力；相反，有效的技能培养本身就很费力和费神，当治疗师练习一项特别具有挑战性的任务时，往往很快就会精疲力竭。在这种情况下，治疗师可能希望回到他们更熟悉、感觉更熟练的反应形式，并在短时间内尝试这些形式，部分原因是为了增强自信心和自我驾驭能力。

发现自己独特的训练进程

刻意练习的效果与受训者在练习时所付出的努力和自主性直接相关。训练者可以提供指导，但重要的是受训者要逐渐了解自己独特的训练进程。这将使他们成为自己训练的主人，为职业生涯中的专业发展做好准备。以下是一些例子，从中我们可以看到受训者如何在刻意练习过程中发现自己独特的训练进程。

- 一位受训者注意到，当练习具有挑战性时，她是善于坚持的，但与其他受训者相比，她又需要更多的演练才能对新技术达到运用自如的程度。于是，这位受训者聚焦于发展对自己进步的速度培养耐心。

- 一位受训者注意到，他只需反复练习几次，就能快速掌握新技术。不过，他也注意到，自己对于那些容易让人激起情绪的来访者陈述的反应可能会快速地、不可预测地从"适度的挑战"

跳到"太难"。因此，他需要仔细关注刻意练习反应评估表中
罗列出的那些反应。

- 一位受训者自称是"完美主义者"，即使在"太难"类别中出
现了恶心和解离等焦虑反应，她也会有一种强烈的冲动，想要
"硬撑"着完成练习。这导致了受训者无法从练习中受益，并
可能变得意志消沉。于是，这位受训者着重于让自己放慢速
度、共情自己的焦虑反应，并请求她的培训伙伴降低角色扮演
练习的难度。

我们鼓励受训者利用这些练习深入反思自己的体验，以便更好地
了解自己以及自己独特的学习进程。

享受乐趣和适度休息

心理治疗是一项严肃的工作，它常常会带来痛苦的感受。然
而，心理治疗实践也可以是充满乐趣的（Scott Miller，personal
communication，2017）。受训者应该记住，刻意练习的主要目的之一
是尝试不同的治疗方法和风格。如果刻意练习让人感觉生搬硬套、枯
燥乏味或例行公事，那么它很可能无助于提升受训者的技术。在这种
情况下，受训者应该尽力让练习变得生动起来。一个好的方法是，引
入好玩、有趣的氛围。比如，受训者可以尝试以下方法：

- 使用不同的语气、语速、肢体动作或其他语言，这有助于拓宽
受训者的交流范围；
- 模拟盲人（用布条）或聋人进行练习，这有助于提高其他感官
的灵敏度；
- 站着练习或四处走走，这有助于对治疗过程有新的认识。

督导师还可以询问受训者是否愿意在两次提问之间休息 5~10 分钟，尤其是当受训者正在处理棘手的情绪并感到压力过大时。

更多刻意练习的机会

本书重点介绍了受训者与督导师之间积极的、现场参与的刻意练习的方法。重要的是，刻意练习可以超出这些集中培训的范围并用于家庭作业。比如，受训者可以在下一次有督导师参与的培训之前独自一人小声或大声地朗读来访者陈述的内容并练习如何回应。在这种情况下，重要的是受训者要大声说出治疗师的回应，而不是自己在脑海中默默演练。或者，在没有督导师的情况下，两名受训者可以结伴练习。虽然没有督导师的参与，但扮演来访者的同伴受训者也可以像有督导师在场时一样充当这个反馈的角色。这些设置是为了给受训者在有督导师参与的集中培训之外的时间里能有更多机会去练习。为了在独自一人或没有督导师的情况下能够提高刻意练习的质量，我们设计了刻意练习日记表（见附录 B）。该表为受训者提供了一个模板，用于记录他们在刻意练习活动中的体验，理想情况下，还能帮助巩固所学知识。该表可作为与督导师评估过程的一部分，但不一定只用于此目的；当然，也欢迎受训者在下次与督导师会面时分享自己独自实践过程的体验。

监测训练效果

训练者会采用胜任力聚焦模型对受训者进行评估，同时也鼓励受训者把握自己的训练进程，并靠自己获得刻意练习的效果。受训者应在几次训练中就体验到刻意练习的效果，因为缺乏成效的练习可能会打击受训者的信心，导致受训者在刻意练习中努力程度和专注度的减退。如果受训者看不到效果，就应该与训练者公开讨论这个问题，并尝试调整他们刻意练习的进程。效果可以包括来访者的治疗效果、改善受训者作为治疗师的工作、他们的个人发展以及他们的整体训练。

来访者的疗效

刻意练习的最重要成果是改善受训者的来访者疗效。这可以通过常规结果测量（Lambert，2010；Prescott et al.，2017）、质性数据（McLeod，2017）以及与来访者的非正式讨论来评估。然而，受训者应该注意到，由于来访者疗效的最大差异是由来访者变量造成的，因此想要通过刻意练习来提升来访者疗效有时难以快速实现（Bohart & Wade，2013）。例如，无论受训者练习得多么有效，对于有严重慢性症状的来访者来说，对任何治疗可能都不会有快速反应。对于某些来访者来说，比起症状的立即减轻，对自身症状的耐受和自我关怀的增加可能是进步的标志。因此，建议受训者根据求助者的症状、病史和行为表现保持对求助者变化的现实期待。重要的是，受训者不要为了让自己感觉在训练中取得了进步而试图强迫来访者在治疗中有所改善（Rousmaniere，2016）。

受训者作为治疗师的工作

刻意练习的一个重要的成果是受训者在与来访者工作中自身感受到的改变。比如，测试机构的受训者报告说，他们在与情绪强烈的来访者相处时感觉更舒服，能在治疗中更自信地处理不舒服的话题，也能对更多不同类型的来访者的回应更恰当。

受训者的个人成长

刻意练习的另一个重要成果是受训者的个人成长。比如，测试机构的受训者报告说，他们与自己的感受有了更多的联结，也增强了自我关怀，与多种来访者工作的动力更强。

受训者的训练进程

刻意练习还有一个有价值的成果是改善了受训者的训练进程。比如，测试机构的受训者报告说，他们越来越了解自己的个人训练风格、偏好、优势和挑战了。随着时间的推移，受训人员应该对自己的训练进程拥有更多的主动权。我们也要承认，受训成为一名心理治疗师是一个复杂的过程，需要经过多年的时间。经验丰富的专家级治疗师在他们研究生毕业后的很长一段时间仍会持续精进成长（Orlinsky & Ronnestad，2005）。此外，训练也不是一个一蹴而就的线性过程。

受训者 – 训练者的工作联盟：监测受训者对训练者的复杂反应

参加有难度的刻意练习的受训者常常会对训练者产生复杂的情感。比如，一位受训者说："我知道这对我很有帮助，但我也并不期待这样的方式！"另一位受训者说，她对训练者既感激又懊恼。我们建议受训者可以类比一下他们在其他领域（比如，田径或音乐）所做的强化训练。当教练把受训者推到他们能力的极限时，受训者通常会对教练产生复杂的反应。

这并不一定意味着训练者做错了什么。事实上，强化训练难免会

激起受训者对训练者的反应，如懊恼、恼怒、失望或愤怒，这些反应
与他们的感激之情并存。事实上，如果受训者没有出现复杂的反应，
那么应考虑一个问题：刻意练习是否具有足够的挑战性。不过，我们
之前主张的隐私权在这里同样适用。因为专业的心理健康训练是分等
级和评估性的，所以训练者不应该要求甚至不应该期待受训者分享他
们对自己的复杂反应。训练者应该对他们的分享持开放态度，但选择
权始终是在受训者手中。

受训者自己的个人治疗

在进行刻意练习时，许多受训者会发现自己内心世界的某些方面
可能会受益于接受心理治疗。比如，一位受训者发现，来访者的愤怒
激起了她自己遭受虐待的痛苦回忆；另一位受训者在练习共情技术时
发现自己有解离反应；还有一位受训者在重复练习了几次后仍无法掌
握技术时，体验到了难以承受的羞耻感和自我评判。

虽然这些发现一开始让人感到不安，但最终还是有益的，因为
这会促使受训者寻求自己的心理治疗。许多治疗师都会接受个人治
疗。事实上，约翰·C.诺克罗斯（John C. Norcross）和 J. D. 盖伊（J.
D. Guy，2005）综述了 17 项研究，发现在 8000 多名参与研究的治
疗师中，约有 75% 的治疗师接受过个人治疗。D. E. 奥林斯基（D. E.
Orlinsky）和 M. H. 罗内斯塔德（M. H. Ronnestad，2005）发现，在
接受过个人治疗的治疗师中，超过 90% 以上的人认为个人治疗很有
帮助。

给受训者的问题
1. 你是否在努力提高技能的同时，对自己的学习进程也保持耐心和自我关怀？ 2. 你是否注意到在培训中产生的羞耻感或自我评判？ 3. 你是否注意到自己的个人边界，并尊重自己对训练者可能产生的任何复杂情感？

参考文献

American Psychological Association. (2017). *Ethical principles of psychologists and code of conduct* (2002, Amended June 1, 2010, and January 1, 2017). https://www. apa.org/ethics/ code/index.aspx

Anderson, T., Ogles, B. M., Patterson, C. L., Lambert, M. J., & Vermeersch, D. A. (2009). Therapist effects: Facilitative interpersonal skills as a predictor of therapist success. *Journal of Clinical Psychology*, *65*(7), 755–768. https://doi.org/10.1002/ jclp.20583

Arntz, A. (1994). Borderline personality disorder. In A. T. Beck, A. Freeman, & D. D. Davis (Eds.),*Cognitive therapy for personality disorders* (pp. 187–215). Guilford Press.

Bailey, R. J., & Ogles, B. M. (2019, August 1). Common factors as a therapeutic approach: What is required? *Practice Innovations*, *4*(4), 241–254. https://doi. org/10.1037/pri0000100

Bamelis, L. L., Evers, S. M., Spinhoven, P., & Arntz, A. (2014). Results of a multicenter randomized controlled trial of the clinical effectiveness of schema therapy for personality disorders. *The American Journal of Psychiatry*, *171*(3), 305–322. https://doi.org/10.1176/appi.ajp.2013.12040518

Barlow, D. H. (2010). Negative effects from psychological treatments: A perspective. *American Psychologist*, *65*(1), 13–20. https://doi.org/10.1037/a0015643

Behary, W. T. (2008). *Disarming the narcissist: Surviving and thriving with the self-absorbed*. New Harbinger Publications.

Behary, W. T. (2020). The art of empathic confrontation and limit-setting. In G. Heath & H. Startup (Eds.), *Creative methods in schema therapy: Advances and innovation in clinical practice*. Routledge.

Behary, W. T. (2021). *Disarming the narcissist: Surviving and thriving with the self-absorbed* (3rd ed.). New Harbinger Publications.

Behary, W. T., & Dieckmann, E. (2013). Schema therapy for pathological narcissism:

The art of adaptive reparenting. In J. S. Ogrodniczuk (Ed.), *Understanding and treating pathological narcissism* (pp. 285–300). American Psychological Association.

Behary, W. T., Farrell, J. M., Vaz, A., & Rousmaniere, T. (2023). *Deliberate practice in schema therapy*. American Psychological Association. https://doi.org/10.1037/0000326–000

Bennett-Levy, J. (2019). Why therapists should walk the talk: The theoretical and empirical case for personal practice in therapist training and professional development. *Journal of Behavior Therapy and Experimental Psychiatry, 62,* 133–145. https://doi.org/10.1016/ j.jbtep.2018.08.004

Bennett-Levy, J., & Finlay-Jones, A. (2018). The role of personal practice in therapist skill devel- opment: A model to guide therapists, educators, supervisors and researchers. *Cognitive Behaviour Therapy, 47*(3), 185–205. https://doi.org/10.1080 /16506073.2018.1434678

Bohart, A. C., & Wade, A. G. (2013). The client in psychotherapy. In M. J. Lambert (Ed.), *Bergin and Garfield's handbook of psychotherapy and behavior change* (6th ed., pp. 219–257). John Wiley & Sons.

Bugatti, M., & Boswell, J. F. (2016). Clinical errors as a lack of context responsiveness. *Psychotherapy: Theory, Research, & Practice, 53*(3), 262–267. https://doi.org/10.1037/ pst0000080

Cassidy, J., & Shaver, P. R. (Eds.). (1999). *Handbook of attachment: Theory, research, and clinical applications* (pp. 21–43). Guilford Press.

Castonguay, L. G., Goldfried, M. R., Wiser, S., Raue, P. J., & Hayes, A. M. (1996). Predicting the effect of cognitive therapy for depression: A study of unique and common factors. *Journal of Consulting and Clinical Psychology, 64*(3), 497–504. https://doi.org/10.1037/0022–006X. 64.3.497

Coker, J. (1990). *How to practice jazz*. Jamey Aebersold.

Cook, R. (2005). *It's about that time: Miles Davis on and off record*. Atlantic Books. Csikszentmihalyi, M. (1997). *Finding flow: The psychology of engagement with everyday life*. HarperCollins. de Klerk, N., Abma, T. A., Bamelis, L. L., & Arntz, A. (2017). Schema therapy for personality disorders: A qualitative study of patients' and therapists' perspectives. *Behavioural and Cognitive Psychotherapy, 45*(1), 31–45. https://doi.org/10.1017/S1352465816000357

Edwards, D., & Arntz, A. (2012). Schema therapy in historical perspective. In M. van Vreeswijk, J. Broersen, & M. Nadort (Eds.), *The Wiley-Blackwell handbook of schema therapy: Theory, research, and practice* (pp. 3–26). Wiley-Blackwell. https://doi.org/10.1002/ 9781119962830.ch1

Ellis, M. V., Berger, L., Hanus, A. E., Ayala, E. E., Swords, B. A., & Siembor, M. (2014).

Inadequate and harmful clinical supervision: Testing a revised framework and assessing occurrence. *The Counseling Psychologist, 42*(4), 434–472. https://doi. org/10.1177/0011000013508656

Ericsson, K. A. (2003). Development of elite performance and deliberate practice: An update from the perspective of the expert performance approach. In J. L. Starkes & K. A. Ericsson (Eds.), *Expert performance in sports: Advances in research on sport expertise* (pp. 49–83). Human Kinetics.

Ericsson, K. A. (2004). Deliberate practice and the acquisition and maintenance in medicine and related domains: Invited address. *Academic Medicine, 79*, S70–S81. https://doi.org/ 10.1097/00001888–200410001–00022

Ericsson, K. A. (2006). The influence of experience and deliberate practice on the devel- opment of superior expert performance. In K. A. Ericsson, N. Charness, P. J. Feltovich, & R. R. Hoffman (Eds.), *The Cambridge handbook of expertise and expert performance* (pp. 683–703). Cambridge University Press. https://doi. org/10.1017/CBO9780511816796.038 Ericsson, K. A., Hoffman, R. R., Kozbelt, A., & Williams, A. M. (Eds.). (2018). *The Cambridge handbook of expertise and expert performance* (2nd ed.). Cambridge University Press. https://doi. org/10.1017/9781316480748

Ericsson, K. A., Krampe, R. T., & Tesch-Römer, C. (1993). The role of deliberate practice in the acquisition of expert performance. *Psychological Review, 100*(3), 363–406. https://doi.org/ 10.1037/0033–295X.100.3.363

Ericsson, K. A., & Pool, R. (2016). *Peak: Secrets from the new science of expertise.* Houghton Mifflin Harcourt.

Farrell, J. M., Reiss, N., & Shaw, I. A. (2014). *The schema therapy clinician's guide: A complete resource for building and delivering individual, group and integrated schema mode treatment programs.* John Wiley & Sons. https://doi. org/10.1002/9781118510018

Farrell, J. M., & Shaw, I. A. (1994). Emotional awareness training: A prerequisite to effective cognitive-behavioral treatment of borderline personality disorder. *Cognitive and Behavioral Practice, 1*(1), 71–91. https://doi.org/10.1016/S1077–7229(05)80087–2

Farrell, J. M., & Shaw, I. A. (Eds.). (2012). *Group schema therapy for borderline personality disorder: A step-by-step treatment manual with patient workbook.* Wiley-Blackwell. https://doi.org/10.1002/9781119943167

Farrell, J. M., & Shaw, I. A. (2018). *Experiencing schema therapy from the inside out: A self- practice/self-reflection workbook for therapists.* Guilford Press.

Farrell, J., & Shaw, I. A. (2022). Schema therapy: Conceptualization and treatment of person- ality disorders. In S. K. Huprich (Ed.), *Personality disorders and*

pathology: Integrating clinical assessment and practice in the DSM-5 and
ICD-11 era (pp. 281–304). American Psychological Association. https://doi.
org/10.1037/0000310–013

Farrell, J. M., Shaw, I. A., & Webber, M. A. (2009). A schema-focused approach to
group psychotherapy for outpatients with borderline personality disorder: A
randomized controlled trial. *Journal of Behavior Therapy and Experimental
Psychiatry*, *40*(2), 317–328. https:// doi.org/10.1016/j.jbtep.2009.01.002

Fisher, R. P., & Craik, F. I. M. (1977). Interaction between encoding and retrieval
operations in cued recall. *Journal of Experimental Psychology: Human Learning
and Memory*, *3*(6), 701–711. https://doi.org/10.1037/0278–7393.3.6.701

Giesen-Bloo, J., van Dyck, R., Spinhoven, P., van Tilburg, W., Dirksen, C., van Asselt,
T., Kremers, I., Nadort, M., Arntz, A., Nadort, M., & Arntz, A. (2006). Outpatient
psychotherapy for borderline personality disorder: Randomized trial of schema-
focused therapy vs transference-focused psychotherapy. *Archives of General
Psychiatry*, *63*(6), 649–658. https://doi.org/10.1001/ archpsyc.63.6.649

Gladwell, M. (2008). *Outliers: The story of success*. Little, Brown & Company.

Goldberg, S. B., Babins-Wagner, R., Rousmaniere, T., Berzins, S., Hoyt, W. T., Whipple,
J. L., Miller, S. D., & Wampold, B. E. (2016). Creating a climate for therapist
improvement: A case study of an agency focused on outcomes and deliberate
practice. *Psychotherapy: Theory, Research, & Practice*, *53*(3), 367–375. https://
doi.org/10.1037/pst0000060

Goldberg, S., Rousmaniere, T. G., Miller, S. D., Whipple, J., Nielsen, S. L., Hoyt, W., &
Wampold, B. E. (2016). Do psychotherapists improve with time and experience?
A longitudinal analysis of outcomes in a clinical setting. *Journal of Counseling
Psychology*, *63*, 1–11. https://doi.org/ 10.1037/cou0000131

Goldman, R. N., Vaz, A., & Rousmaniere, T. (2021). *Deliberate practice in
emotion-focused therapy*. American Psychological Association. https://doi.
org/10.1037/0000227–000

Goodyear, R. K. (2015). Using accountability mechanisms more intentionally: A
framework and its implications for training professional psychologists. *American
Psychologist*, *70*(8), 736–743. https://doi.org/10.1037/a0039828

Goodyear, R. K., & Nelson, M. L. (1997). The major formats of psychotherapy
supervision. In C.E. Watkins, Jr. (Ed.), *Handbook of psychotherapy supervision*.
Wiley.

Goodyear, R. K., & Rousmaniere, T. G. (2017). Helping therapists to each day become
a little better than they were the day before: The expertise-development model of
supervision and consultation. In T. G. Rousmaniere, R. Goodyear, S. D. Miller,
& B. Wampold (Eds.), *The cycle of excellence: Using deliberate practice to*

improve supervision and training (pp. 67–95). John Wiley & Sons. https://doi. org/10.1002/9781119165590.ch4

Goodyear, R. K., Wampold, B. E., Tracey, T. J., & Lichtenberg, J. W. (2017). Psychotherapy expertise should mean superior outcomes and demonstrable improvement over time. *The Counseling Psychologist, 45*(1), 54–65. https://doi. org/10.1177/0011000016652691

Haggerty, G., & Hilsenroth, M. J. (2011). The use of video in psychotherapy supervision. *British Journal of Psychotherapy, 27*(2), 193–210. https://doi. org/10.1111/j.1752–0118.2011.01232.x

Hatcher, R. L. (2015). Interpersonal competencies: Responsiveness, technique, and training in psychotherapy. *American Psychologist, 70*(8), 747–757. https://doi. org/10.1037/a0039803

Henry, W. P., Strupp, H. H., Butler, S. F., Schacht, T. E., & Binder, J. L. (1993). Effects of training in time-limited dynamic psychotherapy: Changes in therapist behavior. *Journal of Consulting and Clinical Psychology, 61*(3), 434–440. https://doi. org/10.1037/0022–006X.61.3.434

Hill, C. E., Kivlighan, D. M., III, Rousmaniere, T., Kivlighan, D. M., Jr., Gerstenblith, J., & Hillman, J. (2020). Deliberate practice for the skill of immediacy: A multiple case study of doctoral student therapists and clients. *Psychotherapy: Theory, Research, & Practice,* 57(4), 587–597. https://doi.org/10.1037/pst0000247

Hill, C. E., & Knox, S. (2013). Training and supervision in psychotherapy: Evidence for effective practice. In M. J. Lambert (Ed.), *Handbook of psychotherapy and behavior change* (6th ed., pp. 775–811). John Wiley & Sons.

Kendall, P. C., & Beidas, R. S. (2007). Smoothing the trail for dissemination of evidence-based practices for youth: Flexibility within fi . *Professional Psychology, Research and Practice, 38*(1), 13–19. https://doi.org/10.1037/0735–7028.38.1.13

Kendall, P. C., & Frank, H. E. (2018). Implementing evidence-based treatment protocols: Flexibility within fidelity. *Clinical Psychology: Science and Practice, 25*(4), e12271. https://doi.org/ 10.1111/cpsp.12271

Koziol, L. F., & Budding, D. E. (2012). Procedural learning. In N. M. Seel (Ed.), *Encyclopedia of the sciences of learning* (pp. 2694–2696). Springer. https://doi. org/10.1007/978–1–4419- 1428–6_670

Lambert, M. J. (2010). Yes, it is time for clinicians to monitor treatment outcome. In B. L. Duncan, S. C. Miller, B. E. Wampold, & M. A. Hubble (Eds.), *Heart and soul of change: Delivering what works in therapy* (2nd ed., pp. 239–266). American Psychological Association. https:// doi.org/10.1037/12075–008

Markman, K. D., & Tetlock, P. E. (2000). Accountability and close-call counterfactuals: The loser who nearly won and the winner who nearly lost.

Personality and Social Psychology Bulletin, 26(10), 1213–1224. https://doi. org/10.1177/0146167200262004

McGaghie, W. C., Issenberg, S. B., Barsuk, J. H., & Wayne, D. B. (2014). A critical review of simulation-based mastery learning with translational outcomes. *Medical Education, 48*(4), 375–385. https://doi.org/10.1111/medu.12391

McLeod, J. (2017). Qualitative methods for routine outcome measurement. In T. G. Rousmaniere, R. Goodyear, D. D. Miller, & B. E. Wampold (Eds.), *The cycle of excellence: Using deliberate practice to improve supervision and training* (pp. 99–122). John Wiley & Sons. https://doi.org/ 10.1002/9781119165590.ch5

Norcross, J. C., & Guy, J. D. (2005). The prevalence and parameters of personal therapy in the United States. In J. D. Geller, J. C. Norcross, & D. E. Orlinsky (Eds.), *The psychotherapist's own psychotherapy: Patient and clinician perspectives* (pp. 165–176). Oxford University Press.

Norcross, J. C., Lambert, M. J., & Wampold, B. E. (2019). *Psychotherapy relationships that work* (3rd ed.). Oxford University Press.

Orlinsky, D. E., & Ronnestad, M. H. (2005). *How psychotherapists develop.* American Psycho- logical Association.

Owen, J., & Hilsenroth, M. J. (2014). Treatment adherence: The importance of therapist fl xi- bility in relation to therapy outcomes. *Journal of Counseling Psychology, 61*(2), 280–288. https://doi.org/10.1037/a0035753

Prescott, D. S., Maeschalck, C. L., & Miller, S. D. (Eds.). (2017). *Feedback-informed treatment in clinical practice: Reaching for excellence.* American Psychological Association. https:// doi.org/10.1037/0000039–000

Rafaeli, E., Bernstein, D. P., & Young, J. (2010). *Schema therapy: Distinctive features.* Routledge. https://doi.org/10.4324/9780203841709

Roediger, E., Stevens, B. A., & Brockman, R. (2018). *Contextual schema therapy.* New Harbinger Publications.

Rousmaniere, T. G. (2016). Deliberate practice for psychotherapists: A guide to improving clinical effectiveness. Routledge Press/Taylor & Francis. https://doi. org/10.4324/9781315472256

Rousmaniere, T. G. (2019). *Mastering the inner skills of psychotherapy: A deliberate practice handbook.* Gold Lantern Press.

Rousmaniere, T. G., Goodyear, R., Miller, S. D., & Wampold, B. E. (Eds.). (2017). *The cycle of excellence: Using deliberate practice to improve supervision and training.* John Wiley & Sons.   https://doi.org/10.1002/9781119165590

Siegel, D. J. (1999). *The developing mind.* Guilford Press.

Smith, S. M. (1979). Remembering in and out of context. *Journal of Experimental Psychology: Human Learning and Memory, 5*(5), 460–471. https://doi.

org/10.1037/0278–7393.5.5.460

Squire, L. R. (2004). Memory systems of the brain: A brief history and current perspective. *Neuro- biology of Learning and Memory*, *82*(3), 171–177. https://doi. org/10.1016/j.nlm.2004.06.005

Stiles, W. B., Honos-Webb, L., & Surko, M. (1998). Responsiveness in psychotherapy. *Clinical Psychology: Science and Practice*, *5*(4), 439–458. https://doi.org/10.1111/ j.1468–2850.1998. tb00166.x

Stiles, W. B., & Horvath, A. O. (2017). Appropriate responsiveness as a contribution to therapist effects. In L. G. Castonguay & C. E. Hill (Eds.), *How and why are some therapists better than others? Understanding therapist effects* (pp. 71–84). American Psychological Association. https://doi.org/10.1037/0000034–005

Taylor, J. M., & Neimeyer, G. J. (2017). Lifelong professional improvement: The evolution of continuing education: Past, present, and future. In T. G. Rousmaniere, R. Goodyear, S. D. Miller, & B. Wampold (Eds.), *The cycle of excellence: Using deliberate practice to improve supervision and training* (pp. 219–248). John Wiley & Sons.

Tracey, T. J. G., Wampold, B. E., Goodyear, R. K., & Lichtenberg, J. W. (2015). Improving expertise in psychotherapy. *Psychotherapy Bulletin, 50*(1), 7–13.

Wass, R., & Golding, C. (2014). Sharpening a tool for teaching: The zone of proximal devel- opment. *Teaching in Higher Education, 19*(6), 671–684. https://doi. org/10.1080/13562517. 2014.901958

Younan, R., Farrell, J., & May, T. (2018). "Teaching me to parent myself" : The feasibility of an in-patient group schema therapy programme for complex trauma. *Behavioural and Cogni- tive Psychotherapy*, *46*(4), 463–478. https://doi. org/10.1017/S1352465817000698

Young, J. E. (1990). *Cognitive therapy for personality disorder: A schema focused approach*. Professional Resource Exchange.

Young, J. E., Klosko, J. S., & Weishaar, M. E. (2003). *Schema therapy: A practitioner's guide*. Guilford Press.

Zaretskii, V. (2009). The zone of proximal development: What Vygotsky did not have time to write. *Journal of Russian & East European Psychology*, *47*(6), 70–93. https://doi.org/10.2753/ RPO1061–0405470604

难度评估与调整

刻意练习只有在既不简单也不太难的适度的挑战中进行才能达到最好的效果。为了确保在适中的难度下练习，受训者应该在完成每一级来访者陈述（初阶、中阶和高阶）后进行难度评估和调整。要做到这一点，可以使用下面的指导说明和刻意练习反应评估表（见图 A–1）来做难度评估和调整。这些资料也可以在 https://www.apa.org/pubs/books/deliberate-practice-schema-therapy 获得。**请勿跳过此步骤！**

如何评估难度

治疗师要填写刻意练习反应评估表。如果他们：

- 对问题 1 打到 8 分以上，或在问题 2 的"太难"列中有任何反应的，请按下面的指导说明降低练习的难度；

- 对问题 1 打到 4 分以下，或在问题 2 的"适度的挑战"列中没有任何反应的，请前往下一级难度的来访者陈述，或按下面的指导说明提高练习的难度；

- 对问题 1 打在 4~8 分之间，且在问题 2 的"适度的挑战"列中至少有一种反应的，请不要前往更难的来访者陈述，而是重复当前的难度。

问题 1：满足这个练习活动的技术标准有多大的挑战性

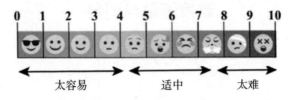

← 太容易 →	适中	太难

问题 2：你有任何"适度的挑战"或"太难"类别的反应吗（是 / 否）

适度的挑战			太难		
情绪与想法	躯体反应	冲动	情绪与想法	躯体反应	冲动
可控的羞耻感、自我评判、恼怒、生气、悲伤等	身体紧张、叹气、呼吸浅、心率加快、发热、口干	东张西望、退缩、转移注意力	严重的或压倒性的羞耻感、自我评判、暴怒、哀伤、内疚等	偏头痛、头晕、思维混乱、腹泻、解离、麻木、放空、恶心等	宕机、放弃

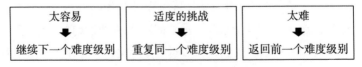

太容易 ↓ 继续下一个难度级别	适度的挑战 ↓ 重复同一个难度级别	太难 ↓ 返回前一个难度级别

图 A–1　刻意练习反应评估表

资料来源：*From Deliberate Practice in Emotion-Focused Therapy*（p. 180），by R. N. Goldman, A. Vaz, and T. Rousmaniere, 2021, American Psychological Association（https://doi.org/10.1037/0000227-000）. Copyright 2021 by the American Psychological Association.

降低来访者陈述的难度

如果治疗师对刻意练习反应评估表上问题 1 打到 8 分以上，或在问题 2 的"太难"列中有任何反应的，则使用更容易的来访者陈述（例如，如果你在使用高阶的来访者陈述，那么请切换为中阶的）。不过，如果你已经在使用初阶来访者陈述，就请使用以下方法来降低来访者陈述的难度。

- 扮演来访者的受训者可以使用同样的初阶来访者陈述，但这次要使用更温和、更冷静的声音来表达并面带微笑。这么做可以起到缓和情绪语气的效果。
- 来访者可以即兴选择那些不那么容易让人激起情绪的或让治疗师更舒服的话题，比如，谈论一些不需要表达情绪的话题、谈及未来 / 过去（避免此时此地）或治疗以外的任何话题（见图 A–2）。

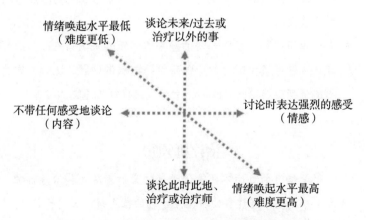

图 A–2　如何在角色扮演中调整来访者陈述的难度

资料来源：Figure created by Jason Whipple, PhD.

- 治疗师可以在发问之间稍作休息（5~10分钟）。
- 训练者可以通过讨论图式疗法或心理治疗的理论和研究来延长反馈阶段。这应该能将受训者的注意力转移到更客观或更理性的话题上，并降低情绪强度。

提高来访者陈述的难度

如果治疗师对问题 1 打到 4 分以下，或在问题 2 的"适度的挑战"列中没有任何反应的，就可以前往更难的来访者陈述。如果你已经在使用高阶来访者陈述，那么来访者应该根据以下的指导说明来提高练习的难度。

- 扮演来访者的受训者可以再次使用同样的高阶来访者陈述，但这次要使用更让人心烦的声音（比如，非常愤怒、悲伤、讽刺）或不愉快的面部表情来表达。这么做可以起到增强情绪语气的效果。
- 来访者可以即兴发挥一些话题来作为新的来访者陈述，最好是能让人激起情绪或让治疗师感到不舒服的话题，比如，表达强烈的情绪或谈论此时此地、治疗或治疗师（见图 A–2）。

治疗师须知

刻意练习的目的不是通读所有的来访者陈述和治疗师的回应，而是花尽可能多的时间在适当的难度级别上进行练习。这可能意味着受训者需要多次重复相同的陈述或回应，这样做没有问题，只要难度保持在"适度的挑战"水平上即可。

刻意练习日记表

为了优化刻意练习的质量，我们开发了一份刻意练习日记表，该表也可以在 https://www.apa.org/pubs/books/deliberate-practice-schema-therapy 获得。这份表格为受训者提供了一个模板，用来记录他们在刻意练习过程中的体验，我们希望这将有助于巩固学习。此表不作为督导评估过程的一部分来使用。

刻意练习日记表

使用此表格可以巩固从刻意练习中学到的知识。为了保护你的个人隐私，你只需要分享你愿意透露的信息。

姓名:＿＿＿＿＿＿＿＿＿ 日期:＿＿＿＿＿＿＿＿＿

练习活动:＿＿＿＿＿＿＿＿＿＿＿＿＿＿＿＿＿

＿＿＿＿＿＿＿＿＿＿＿＿＿＿＿＿＿＿＿＿＿＿＿＿＿

＿＿＿＿＿＿＿＿＿＿＿＿＿＿＿＿＿＿＿＿＿＿＿＿＿

＿＿＿＿＿＿＿＿＿＿＿＿＿＿＿＿＿＿＿＿＿＿＿＿＿

问题 1：在这个刻意练习会谈中，你觉得有哪些地方对你很有帮助，或者哪些部分让你觉得效果不错？它们以什么方式让你受益？

问题 2：在这个刻意练习会谈中，你觉得有哪些地方让你觉得不好或不顺利？它们以什么方式展现出来，给你带来了这样的感觉？

问题 3：对于你自身、你现在所掌握的技术，以及你想不断提升的技术而言，你学到了什么？请随意分享你愿意透露的任何细节。

附录 C

图式疗法概念综述

为了最大限度地利用本书中的练习，受训者的技术训练应该与图式疗法的理论知识相结合。图式疗法是一种综合的方法，在使用过程中，治疗师的干预应以建立在一些概念之上的个案概念化为指导。因此，了解这些概念及其相互关联对于提供有效的图式疗法操作来说是不可或缺的。本附录综述了一些主要的图式疗法概念。我们建议受训者学习这些概念，并反思它们对临床实践的重要性，更进一步说，反思它们与本书中所有练习的技术之间的关联。

未满足的核心童年需求与早期适应不良图式之间的关系

以下是未满足的童年需求清单，每一种需求都与一组早期适应不良图式相对应。

未满足的核心童年需求

- 安全依恋：爱、认可、保护、接纳；

- 情感和需求的自由表达；

- 游戏、自发性；

- 自主性、能力、认同感；

- 现实界限、自我控制。

早期适应不良图式介绍

- **分离和拒绝类：**
    ◇ 情感剥夺图式；

    ◇ 缺陷 / 羞耻图式；

    ◇ 不信任 / 虐待图式；

    ◇ 社交孤立 / 疏离图式；

    ◇ 遗弃 / 不稳定图式。

- **他人导向类：**
    ◇ 寻求称赞 / 寻求认可图式；

    ◇ 屈从图式；

    ◇ 自我牺牲图式。

- **过于警惕和压抑类：**
    ◇ 消极 / 悲观图式；

    ◇ 情感压抑图式；

    ◇ 苛刻标准图式；

    ◇ 惩罚图式。

- **自主性和能力受损类：**
    - ✧ 纠缠 / 未发展的自我图式；
    - ✧ 失败图式；
    - ✧ 对伤害 / 疾病的易感性图式；
    - ✧ 依赖 / 无能图式。

- **限制受损类：**
    - ✧ 缺乏自控 / 缺乏自律图式；
    - ✧ 权利 / 夸张图式。

图式模式介绍

健康模式

与成就感和幸福感相关的功能适应性模式，包括：

- 快乐或满足的儿童模式；
- 健康成人模式。

苛求 / 惩罚的内在批评者模式

内化的早年照料者的负面影响，包含了惩罚与严厉的信息（惩罚的批评者）和设定遥不可及的期待值与标准（苛求的批评者），包括：

- 惩罚的批评者模式；

- 苛求的批评者模式。

适应不良应对模式

过度使用的生存策略，当与创伤和未满足的需求相关的图式被激活时触发，包括：

- 逃跑（回避保护者模式）；
- 战斗（过度补偿者模式）；
- 僵住（顺从的屈从者模式）。

内在儿童模式

图式触发的成年时期的反应与童年时期未满足的需求有关，包括：

- 脆弱儿童模式；
- 冲动或任性儿童模式；
- 愤怒儿童模式。

未满足的核心童年需求以及与之相关的图式模式

缺乏安全依恋

- **脆弱儿童模式**：极度孤单、恐惧、焦虑、悲伤的经历。

缺乏对感受、需求、指导、自我控制和现实界限的认可

- **愤怒儿童模式**：由于感受到不公平的待遇或未得到满足的需求而产生的愤怒。
- **冲动 / 任性儿童模式**：只对个人的欲望做出反应，而不考虑他人的需求或限制。

拒绝和压抑所有核心需求，尤其是爱、认可、赞扬、接纳和指导

- **惩罚的批评者模式**：严厉惩罚和拒绝自我；
- **苛求的批评者模式**：给自己施加压力，以实现不合理的高期待。

任何未得到满足的童年需求都可能产生适应不良应对模式

- **回避保护者模式**：断开关系、隔离、物理回避、退缩、解离。
- **过度补偿者模式**：以与早期适应不良图式相反的方式行动，作为一种应对方式来反击和控制；有时可能具有一定的适应性（比如，工作当中的完美主义过度控制者模式）。
- **顺从的屈从者模式**：就像图式是真的一样，屈从于它。比如，在缺陷 / 羞耻图式中，放弃并接受自我无价值。

任何未得到满足的童年需求都可能导致未充分发展的健康成人模式

- **健康成人模式（未充分发展）**：以健康成熟的方式满足自己的需求，享受快乐，保持健康的人际关系，满足成人生活的要求。

嵌入刻意练习的图式疗法课程安排范本

本附录提供了一个为期一学期、包含三个单元的图式疗法课程安排范本。本课程适用于培训各种受训水平的研究生（硕士生和博士生），包括尚未与来访者工作过的一年级学生。我们将其作为一个培训模型来呈现，它可适用于特定培训项目的语境和需求。例如，讲师可以抽取其中的一部分用于其他课程、实践、校外实习和在岗实习期间的教学培训活动、工作坊以及研究生治疗师的继续教育。

课程名称

图式疗法：理论与刻意练习

课程说明

本课程讲授图式疗法的理论、原则与核心技术。作为一门兼具教学和实践元素的课程，本课程将回顾图式疗法的理论模型及其变化过程、治疗师的风格和有限再抚育的干预策略，以及支持图式疗法方法有效性的治疗结果研究，并将培养学生通过使用刻意练习来获得图式疗法的关键技术。

课程目标

完成本课程的学生能够做到：

- 描述图式疗法的核心理论、概念和技术；
- 将刻意练习原则应用于整个职业生涯的临床技能发展；
- 展示图式疗法的 12 项关键技术；
- 用图式疗法的术语解释来访者当前的问题；
- 帮来访者制定与每节治疗会谈相关的家庭作业。

日期	讲授与讨论	技术练习	家庭作业 [①]
第 1 周	图式疗法导论：理论综述、发展史和研究、过程和结果研究	关于刻意练习原理的授课；刻意练习的研究	**第 1 周前的必读材料：** Behary et al.（2023，Chapter 1）；Young et al.（2003，Chapter 1，pp. 1–62） **第 1 周前的选读材料：** Edwards & Arntz（2012，Chapter 1，pp. 3–26）；Farrell & Shaw（2022） **第 1 周家庭作业（为下节课准备）：** Young et al.（2003，Chapter 6，pp. 177–220）；Roediger et al.（2018，Chapter 5，pp. 83–107）

---

① 家庭作业是为下一节课准备的。其中的引文指的是相关内容在必读材料中的具体位置。

日期	讲授与讨论	技术练习	家庭作业
第 2 周	发展工作联盟；建立联结和情绪调节	练习 1：理解与同频	Roediger et al.（2018, Chapter 7, pp. 125–142）；Farrell & Shaw（2018, Modules 12 & 20）
第 3 周	健康成人模式；着眼于了解和支持来访者的优势和能力	练习 2：支持与增强健康成人模式	Young et al.（2003, Chapters 2 & 3, pp. 63–99）
第 4 周	介绍早期适应不良图式以及它们在来访者当前问题中的作用	练习 3：图式教育：开始用图式疗法的术语来理解当前的问题	Young et al.（2003, Chapter 7, pp. 207–270）；Farrell & Shaw（2018, Module 6）
第 5 周	在图式疗法框架内，心理问题病因学的基本概念	练习 4：连接未满足的需求、图式和呈现的问题	Young et al.（2018, Chapter 8, pp. 271–305）；Roediger et al.（2018, Chapter 4, pp. 57–82）
第 6 周	识别苛求/惩罚的内在批评者模式在来访者当前问题中的作用	练习 5：适应不良图式模式的心理教育	Farrell et al.（2014, pp. 95–98, 267–280）；Farrell & Shaw（2018, Module 8）

日期	讲授与讨论	技术练习	家庭作业
第 7 周	适应不良应对模式的模式觉察	练习 6：觉察适应不良应对模式的切换	Farrell et al.（2014, pp. 99–102）；Farrell & Shaw（2018，Module 10）
第 8 周	苛求 / 惩罚的内在批评者模式的模式觉察	练习 7：识别出苛求 / 惩罚的内在批评者模式	Farrell et al.（2014, pp. 103–110）；Young et al.（2003，Chapters 1 & 2，pp. 4–76）；Farrell & Shaw（2018，Module 5）
第 9 周	第一份个案概念化必备材料（问题分析计划和模式地图）、自我评估、自我反省	练习 14：模拟治疗会谈	Farrell et al.（2014, pp. 292–316）；Farrell & Shaw（2018，Modules 14 & 15）
第 10 周	愤怒和脆弱儿童模式的觉察	练习 8：识别出愤怒和脆弱儿童模式	Farrell et al.（2014, pp. 10–15）；Roediger et al.（2018, pp. 119–122）
第 11 周	对儿童模式的有限再抚育、矫正性情感体验	练习 9：对愤怒和脆弱儿童模式进行有限再抚育	Farrell et al.（2014, pp. 280–291）；Farrell & Shaw（2018，Module 11）；Behary（2021，Chapters 7 & 9）；Behary（2020, pp. 227–237）

日期	讲授与讨论	技术练习	家庭作业
第 12 周	通过挑战苛求 / 惩罚的内在批评者模式进行有限再抚育	练习 10：对苛求 / 惩罚的内在批评者模式进行有限再抚育	Roediger et al.（2018, pp. 112–119）；Farrell et al.（2014, pp. 267–280）；Behary & Dieckmann（2013, Chapter 17）
第 13 周	共情面质	练习 11：对适应不良应对模式进行有限再抚育：共情面质	Young et al.（2003, Chapter 5, pp. 146–176）；Farrell & Shaw（2018, Module 11）
第 14 周	模式管理和打破行为模式	练习 12：通过家庭作业打破行为模式	ISST[①] 的个案概念化范例
第 15 周	第二份个案概念化必备材料、最终测试、自我评估、技术训练反馈、自我反省	练习 13：带注释的治疗会谈逐字稿	（无）

课程形式

每周课程长达 3 个小时。其中，学习图式疗法理论和掌握图式疗

---

① ISST，即国际图式治疗学会（International Society of Schema Therapy）。

法技术的课程时间平均分配：

- 讲授/讨论部分：每周有一节授课/讨论课，每节 1.5 小时，重点介绍图式疗法理论及相关研究。
- 图式疗法技术练习部分：每周有一节图式疗法技术练习课，每节 1.5 小时，着眼于通过本书中的练习来操练图式疗法技术。这些练习将采用模拟治疗（角色扮演）的方式来进行，目标如下：
  - ✧ 培养受训者在真实来访者面前使用图式疗法技术的能力和信心；
  - ✧ 在尝试不同的治疗干预策略时能够不怕犯错，提供安全空间；
  - ✧ 提供大量的机会来探索和尝试不同的治疗风格，这样受训者最终可以发现自己独特的治疗风格。

在学期中（第 9 周），受训者将在图式疗法技术练习部分进行一次心理治疗模拟会谈。与高度结构化和重复性的刻意练习不同，心理治疗模拟会谈是一种非结构化和即兴的角色扮演治疗会谈。模拟治疗会谈可以让受训者取得以下收获：

- 有针对性地练习使用图式疗法技术；
- 在没有对话稿的状态下尝试进行临床决策；
- 发现每个受训者的个人治疗风格；
- 培养与真实来访者工作的耐受度。

家庭作业

每周的家庭作业包含了阅读、与指定练习伙伴进行一个小时的技术练习，以及不定期的书面任务。对于技术练习作业，受训者将重复当周在图式疗法技术练习部分所做的练习。由于指导者不会出现在现场评估受训者的表现，因此受训者要填写刻意练习反应评估表和刻意练习日记表来作为自我评估的结果。

个案概念化作业

受训者要完成两份个案概念化：一份需要在期中提交，另一份应在课程的最后一天提交。这些应该以受训者与真实来访者的治疗案例为基础。

私密性、隐私和边界

本课程的目的是在与临床工作相关的经验框架内发展图式疗法技术、自我觉察和社交技能。本课程不是心理治疗，也不是心理治疗的替代方案。受训者应该在自我暴露的水平上进行互动，前提是这个过程对受训者来说是舒服的，而且对他们自己的学习也有帮助。尽管意识到内在的情绪和心理过程对于治疗师的成长是必要的，但没有必要向训练者透露所有这些信息。对受训者来说，重要的是感受到他们自身的安全感和隐私水平。训练者不会根据受训者选择在课上透露的信息水平对其进行评估。

美国心理学会的《心理学工作者的伦理原则和行为准则》(*Ethical Principles of Psychologists and Code of Conduct*)，**受训者不需要暴露**

个人信息。由于本课程是关于培养社交技能和图式疗法胜任力的，因此为了让受训者在选择自我暴露时能充分了解有关情况，以下是一些重要的观点：

- 受训者可以选择自我暴露的程度、时机和内容。受训者不会因选择不分享个人信息而受到惩罚。
- 学习团体也是一个团体，就像其他团体一样，学习环境也很容易受到团体动力的影响。因此，受训者可能会被要求分享他们对课堂环境的观察和体验，唯一的目标是促成一个更具包容性和更有收获的学习环境。

保密性

为了创造一个安全的学习环境，尊重来访者和治疗师的信息和多样性，并在课上促成一个开放而私密的对话氛围，受训者必须同意不论是否在教学情境内都要严格保密。

评估

自我评估：在学期末（第15周），受训者将进行自我评估。这将有助于受训者跟进自己的成长情况，并明确需要进一步提升的领域。

评分标准

根据课程设计，受训者将对自己在以下学习过程中的表现水平和完成质量负责：

- 课堂讨论；
- 技术练习部分（练习活动和模拟治疗会谈）；
- 家庭作业；
- 期中和期末的个案概念化。

必读材料

Behary, W. T.（2020）. The art of empathic confrontation and limit-setting. In G. Heath & H. Startup（Eds.）, Creative methods in schema therapy: Advances and innovation in clinical practice（pp. 227–236）. Routledge.

Behary, W.（2021）. Disarming the narcissist（3rd ed.）. New Harbinger Publications.

Behary, W. T., & Dieckmann, E.（2013）. Schema therapy for pathological narcissism: The art of adaptive reparenting. In J. S. Ogrodniczuk（Ed.）, Understanding and treating pathological narcissism（pp. 285–300）. American Psychological Association.

Behary, W. T., Farrell, J. M., Vaz, A., & Rousmaniere, T.（2023）. Deliberate practice in schema therapy. American Psychological Association. https://doi.org/10.1037/0000326-000

Farrell, J. M., Reiss, N., & Shaw, I. A.（2014）. The schema therapy clinician's guide: A complete resource for building and delivering individual, group and integrated schema mode treatment programs. John Wiley & Sons. https://doi.org/10.1002/9781118510018

Farrell, J. M., & Shaw, I. A.（2018）. Experiencing schema therapy from the inside out: A self-practice/ self-reflection workbook for therapists. Guilford Press.

Roediger, E., Stevens, B. A., & Brockman, R.（2018）. Contextual schema therapy. New Harbinger Publications.

Young, J. E., Klosko, J. S. & Weishaar, M. E.（2003）. Schema therapy: A practitioner's guide. Guilford Press.

选读材料

Behary, W.（2012）. Schema therapy for narcissism: A case study. In M. van

Vreeswijk, J. Broersen, & M. Nadort (Eds.), The Wiley-Blackwell handbook of schema therapy: Theory, research, and practice (pp. 81–90) . Wiley-Blackwell.

Behary, W., & Dieckmann, E. (2011) . Schema therapy for narcissism: The art of empathic confrontation, limit-setting, and leverage. In W. K. Campbell & J. D. Miller (Eds.), The handbook of narcissism and narcissistic personality disorder: Theoretical approaches, empirical findings, and treatments (pp. 445–456) . John Wiley & Sons.

Edwards, D., & Arntz, A. (2012) . Schema therapy in historical perspective. In M. van Vreeswijk, J. Broersen, & M. Nadort (Eds.), The Wiley-Blackwell handbook of schema therapy: Theory, research, and practice (pp. 3–26) . Wiley-Blackwell. https://doi.org/10.1002/9781119962830.ch1

Farrell, J., & Shaw, I. A. (2022) . Schema therapy: Conceptualization and treatment of personality disorders. In S. K. Huprich (Ed.), Personality disorders and pathology: Integrating clinical assessment and practice in the DSM-5 and ICD-11 era (pp. 281–304) . American Psychological Association. https://doi.org/10.1037/0000310-013

Rafaeli, E., Bernstein, D. P., & Young, J. (2010) . Schema therapy: Distinctive features. Routledge. https://doi.org/10.4324/9780203841709

译者后记

记忆倒带，当我于 2023 年 4 月第一次读到这本书的英文版时，我便深深为其结构和内容所吸引，也再次折服于作者对图式疗法的深刻理解。之所以说"再次"，是因为在此之前，我刚完成由国际图式治疗学会（ISST）组织的图式治疗师认证项目的受训模块，领略到资深图式治疗师们娴熟的专业技能。也因此，后来翻译这本书的过程再一次给我带来了与图式疗法深度碰撞的别样体验。

对国人来说，"刻意练习"似乎是一种既熟悉又陌生的概念和学习方法。这一方法源自心理学家安德斯·艾利克森的研究，旨在通过有针对性的、反复的练习，专注于提升并内化特定的技术，从而让练习者达到活学活用的境界。事实上，若干年前，在我刚踏入心理咨询圈的头几年，对这个词也是陌生的。后来，在机缘巧合之下，我阅读了两本关于刻意练习的经典之作——《刻意练习：如何从新手到大师》与《心理治疗师的刻意练习》，慢慢地，随着专业工作经验的累积，我对于刻意练习的精髓和必要性有了越来越立体的认知。而且，尽管当时没有 APA 的这套"刻意练习精要系列丛书"，但我也越来越意识到，我在学习过程中做过的一些事情，从本质上说也是一种刻意练习的体现，让我受益良多。比如，当年国家二级心理咨询师面询考试前专门的共情训练、评估会谈练习、机构里的心理热线工作、咨询技术的三人小组演练，等等。

刻意练习让我体会最深的一点是，它让我少走了很多弯路，让我能在面对来访者时有了更多的底气与自信。虽说能力来源于实战，但我也清楚，临床工作的"实战"往往锻炼的是我们随机应变和综合运用各项技能打"组合拳"的能力。然而，要想实现综合运用能力的提升，逐一强化每项技术的过程就显得尤为必要了——这其中每项技术的强化与内化，恰恰就是刻意练习的重点；相反，缺乏根基的综合运用难以在临床实战中收获整体且有效的成长。

回顾我学习与应用图式疗法八年来与刻意练习有关的记忆，其中印象最深的就属自己所接受的认证培训和督导了。在受训过程中，老师除了对知识点进行深度讲解外，每天学习的后半程的三、四个小时里，还会让我们围绕有关技术以角色扮演的方式展开练习；带练督导师会时时观察我们的互动情况，并在出现卡壳以及回应不当的地方及时打断，以自然的回应接上对话，通过一句句的表达示范让我们了解当时当刻应该怎样说才更为合适。在受督过程中，我也会感受到督导师的深厚功力与耐心——对方会在某些令我感到困扰的地方通过逐字逐句的表达示范与角色扮演来给予启发。通过这样持续的打磨和浸泡，我发现自己对于图式疗法整体性的理解在慢慢加深，感受也变得更加立体；同时，我也一点点地切身体会到了刻意练习对于图式疗法技术运用的重要意义。

关于图式疗法，从技术层面来看，它是一种强大且好用的疗法。第一，其治疗思路清晰——以人类的情感需求为原点，将各种心理障碍的"现象"（或"症状"）进行拆解后，再将其对应到背后的"本质"，即相应的情感需求在个体成长过程中没有得到恰当而充分的满足，进而形成了不同的成长议题（即图式）。第二，治疗师可以在图式的视角下，通过扮演心理层面的"养育者"角色来工作，最终通过逐一满足这些情感需求来修复有关图式，从而实现心理障碍的疗愈。

追根溯源来看，图式疗法理论体系的"土壤"源自于阿伦·贝克（Aaron Beck）的认知行为疗法，在此基础上又融入了强化型短程动力心理疗法以及依恋理论的精髓，以解决构建深度治疗模型缺乏底层逻辑的问题，而图式疗法的创始人杰弗里·扬曾是贝克的学生和同事。在创立图式疗法之前，他和贝克一样，都在使用经典认知行为疗法与来访者工作，同时他还与贝克共同致力于认知治疗师的培养及认知治疗师胜任力标准的制定（该胜任力标准作为国际认知治疗师的考评打分依据沿用至今）。

杰弗里·扬开始探索与发展图式疗法的起点，是他在 20 世纪 80 年代中期独立执业之后发现，很多患者并不像之前与贝克共事期间在研究所接触到的个案那样单纯（相对单一的抑郁症、焦虑症等）；相反，他们在人格方面存在一定程度受损的情况，甚至共病了人格障碍。面对这些患者，他发现经典认知行为疗法无法给他们带来太多的帮助，脱落或治疗进展停滞不前的现象屡见不鲜。于是，他对经典认知行为疗法进行了反思，并大胆地在后来的临床工作中结合自己曾经学过的不同疗法的知识（建构主义理论、格式塔疗法、精神动力学中的客体关系理论、依恋理论和强化型短程动力心理疗法等）进行探索与实践，延伸了经典认知行为疗法的功能，终于在几年之后发展出了图式疗法[①]。

此外，阅读本书的读者如果对于图式疗法的理论和技术原理尚有

---

① 早年曾用名为"图式聚焦的认知疗法"，后简略为"图式聚焦疗法"。之所以使用"图式"一词，是因为这一概念在认知行为疗法的理论模型中存在相应的定义和描述，且与核心信念属于同一层级的重要术语。

不了解的，那么建议可以阅读《图式治疗：实践指南》这本专业书，它是目前国内唯一一本全面介绍图式疗法基础理论的"教科书"，主要由图式疗法的创始人杰弗里·扬撰写。在熟悉了图式疗法的底层逻辑与主要技术之后，我们就可以利用本书来逐一打磨其核心的临床工作技能了。

关于本书的内容，从目录的编排上我们可以很明显地看出作者清晰的思路。

- 首先，以图式疗法在不同工作阶段可能会用到的技术内容为顺序切分了初阶、中阶与高阶的技术练习。
- 其次，在每个阶段的若干练习中又分别为初学者治疗师、普通水平治疗师以及高水平治疗师等三类从业者提供了相应的来访者陈述及示范回应。
- 再次，在每个部分练习的开始之前还提供了对该部分练习具体的技术描述、技术标准、练习范例和如何展开练习的练习指导。可以说，整本书的特点是结构清晰、练习的素材丰富、针对性强——不仅练习的颗粒度小而精细，而且确保了不论使用这本书的治疗师处于怎样的临床工作水平与阶段，都可以发现自己的提升空间。
- 最后，在上述"3×3"矩阵的技术练习内容之外，作者又提供了一份相对完整的治疗会谈逐字稿及模拟治疗会谈的练习说明——前者给大家呈现了一个真实的图式治疗会谈过程，同时对于咨访双方对话过程中哪些表达体现了哪项技术也都做了清晰的注释；后者则更进一步，提供了一个模拟真实治疗过程的练习框架，不仅能帮助练习者更加综合与立体地强化前面所有的练习点，而且能让练习者通过一种更加即兴的角色扮演的方式体验图式治疗真实的互动过程。

在翻译的过程中，我还发现本书的练习素材中有一个颇有意思之处——不同章节的练习中，有一小部分来访者陈述的内容是重复的，有些来访者陈述还在不同章节中多次重复！对于这一现象，我在通读了本书之后的理解是，即使是面对来访者说了同样的一段话，只要他们所处的工作阶段不同、情绪状态的不同或是在不同的故事背景下做出的表达，其背后所传递出的可能是完全不一样的需求。这就要求治疗师能够在对来访者进行准确个案概念化的基础上给予相应角度的回应，这一过程中自然也体现了不同的技术要点。

关于翻译工作的分配，我主要负责本书的前言、目录、第一部分及第二部分中的练习 1~12 的翻译、附录，以及作者简介；练习 13、14 与第三部分的翻译及全书的审译则由黄超负责。这里有必要介绍一下，黄超是一位在图式治疗领域优秀的治疗师，也是我的朋友兼前辈。她目前在澳大利亚，有着丰富的图式治疗临床工作经验，目前是 ISST 认证的高级图式治疗师。这几年的交流中，我欣喜地发现，我们对于图式疗法中的许多工作理念不谋而合且高度重叠，我时不时能从我们的讨论中验证自己的一些看法，同时也能从她那里收获了不少新的思考与灵感。除此之外，她还在我所参与的一些 ISST 组织的专业工作方面给了我有力的协助与支持。在我接到本书翻译工作时就想，如果能邀请她在百忙之中抽空参与这本书的翻译工作，尤其是能请她翻译综合练习和第三部分这两块整合性更高、整体性更强的内容，那么势必能为这本书的简体中文版增色不少。很荣幸的是，她在听到我提出这一想法后，很快就答应了我的邀请。在此，我要向她表示我最诚挚的谢意，感谢她为本书的可读性提供了许多宝贵的视角和经验！

最后，希望本书的出版能让大家在图式疗法的学习过程中更加重视刻意练习，让图式疗法这一深度治疗的工作模型能够真正帮治疗师拓宽工作思路、深入理解来访者呈现出来的问题；同时，也能为给来访者带来更深层次的帮助提供一套完整而成熟的"流派内"的工作思路（短程认知行为疗法→长程图式疗法）。当我们一步一个脚印地付出努力并收获每一份领悟时，来访者得到的滋养、疗愈和成长就是对我们得心应手且游刃有余的工作最好的回应。

如果你对图式疗法感兴趣，或者愿意与图式疗法同人讨论交流，欢迎和我联系。我的邮箱是 zerosmile913@126.com。

2024 年 11 月 28 日

北京阅想时代文化发展有限责任公司为中国人民大学出版社有限公司下属的商业新知事业部，致力于经管类优秀出版物（外版书为主）的策划及出版，主要涉及经济管理、金融、投资理财、心理学、成功励志、生活等出版领域，下设"阅想·商业""阅想·财富""阅想·新知""阅想·心理""阅想·生活"以及"阅想·人文"等多条产品线，致力于为国内商业人士提供涵盖先进、前沿的管理理念和思想的专业类图书和趋势类图书，同时也为满足商业人士的内心诉求，打造一系列提倡心理和生活健康的心理学图书和生活管理类图书。

《情绪聚焦疗法的刻意练习》

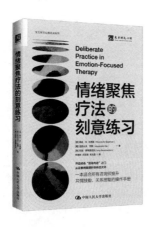

- 对咨询师来说，阅读本书不但可以一窥EFT"内功"之究竟，而且可以通过书中的练习，加以操练，既可以提升自我的身体与情绪的觉察力，又可以改善对他人的面部表情、肢体语言和声音变化的感知力，最终能够使自己的"全人"成为一个共鸣箱——与来访者的情感和身体共振的"器皿"。
- 中国首位国际EFT学会认证培训师、EFT国际认证中国区负责人陈玉英博士以及美国路易斯安那理工大学心理学与行为科学系的谢东博士联袂推荐。